解放焦慮

好好休息眞的很難！那是因爲心還未解碼

從心生活

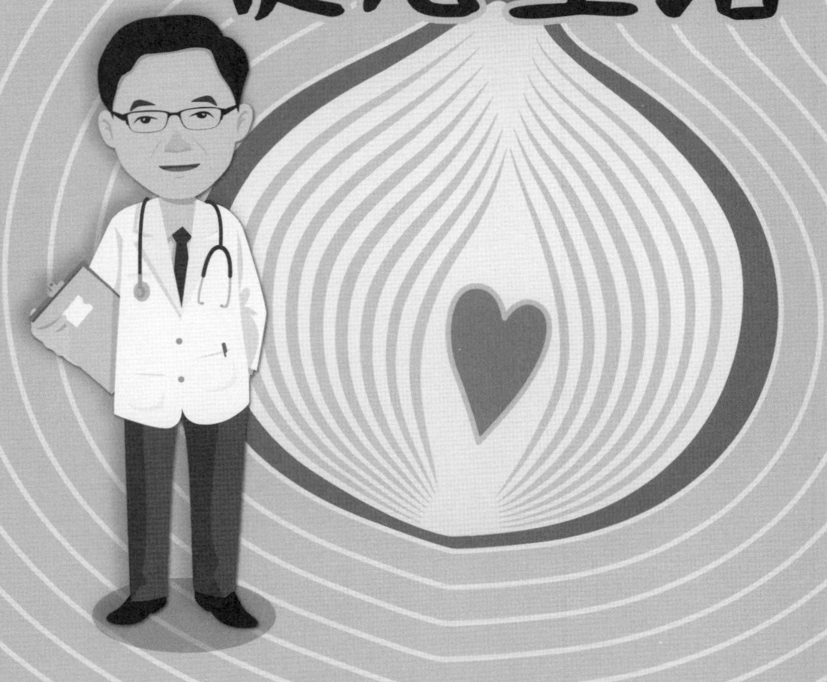

推薦序一

從自身做起，不被焦慮所困

在我生命中，關懷台灣的未來以及青年人未來的出路，始終占有非常重要的地位。這也是我在1997年出版《總裁獅子心》的初衷。當1999年敦安基金會成立時，其宗旨便是以關懷青少年憂鬱問題為主軸，因此我毫不猶豫地答應擔任敦安基金會的董事。一轉眼25年過去了，這些年來台灣在變動中前行，我也一路見證著憂鬱症已成為社會的顯學。這些年來，我在偏鄉投入教育與公益事業，更是有深刻的感受。而敦安基金會也經歷了多次轉型，最終選擇回歸關懷憂鬱青年的初衷。在聰財醫師兩任執行長的專業帶領下，敦安基金會邁向了一個全新的旅程。

應楊醫師的邀請，為他的新書撰寫序文，我有幸提前一窺這本書的精髓。不論是對各種症狀的描述，還是應對的心境方法，楊醫師都提出了許多深刻的見解。尤其是對於自己或家人朋友正處於憂鬱與焦慮困境的讀者來說，這本書確實是一本自我覺察、釋放焦慮、面對問題的重要工具書。

其實，憂鬱與焦慮幾乎已成為現代人在瞬息萬變、快速發展的社會中無法擺脫的一種枷鎖。2008年，我在《做自己與別人生命中的天使》一書中，特別提醒年輕人要具備「自療」的能力，這其實也點出了我對青年人面對未來的焦慮與無奈。聰財醫師的這本書不僅揭示了問題，更進一步透過各種科學的量表，幫助讀者分析問題的狀況，以及如何在不同情境中尋求必要的解方，對讀者將有很大助益。

當前，我們面臨著諸如政治、戰爭以及地球暖化等重大挑戰，這些問題似乎始終阻礙著社會邁向更文明的未來。我們或許無法在短時間內解決這些龐大的社會問題，但如何從自身做起，不被焦慮所困，正是我們當下最重要的課題。預祝新書大賣，成功發行。

公益平台基金會董事長
嚴長壽

推薦序二

讀《解放焦慮　從心生活》——有效應對焦慮

「焦慮」是一種腦生理功能的警覺狀態，是一個人在面對生活環境的時候，知所進退，保證能處事得宜的一個重要的腦－精神功能。任何時候，當外在生活環境出現任何不利場景或內在心境出現任何有損道德的種種訊息的時候，只要被一個人的腦－精神功能偵測到了，就會引起內在的不安和焦慮的警覺反應，並由腦－精神的運作，展現有效的行動，使一個人可以防止冒失言行的發生，有效增長生活效率，並預防人際關係的困擾。

因為，焦慮—警覺狀態，是人生在世，由小而大一輩子生命中，必要的腦生理功能，如果能善加培養和應用，焦慮是利用民生的一種重要精神功能，是追求平安、幸福的重要人生工具。然而，「焦慮」這個重要的精神生活工具，在許多人的一生中，會不知不覺的落入濫用的生活習慣裡，使腦—精神的焦慮功能逐日敏感化，使腦—精神功能長期、持久性地維持在高張的警覺狀態中，失去腦—精神所需要的放鬆、休息功能。

因為頭腦也是一個生理性的器官，它每天都需要適當時間的放鬆與休息。腦長期、持續敏感化的結果，在腦內形塑一個過度緊張與焦慮的神經迴路，造成腦結構與功能固著性的焦慮狀態。因而，造成生活上的種種身體困擾，例如失眠、全身肌肉緊張酸痛、心悸或腸胃不舒服，甚至於精神不集中、做事效率差，衍生重重的挫折感。因此，日常生活上，感覺失敗連連，喪失信心，進而引發憂鬱的現象。時下有不少人因為憂鬱症的普遍，而憂心忡忡，在這種憂心的時候，我們更要警覺到台灣社會普遍存在的病理性焦慮，是引起憂鬱的重要潛在因素。

楊聰財醫師以他豐富的臨床經驗和深沉的精神醫學素養，撰寫《解放焦慮 從心生活》這一本書，以流暢筆法，把焦慮本質、焦慮症的學理、臨床表徵、應對方法及精神醫療必要性，做了詳細的鋪陳與說明。只要詳讀這本《解放焦慮 從心生活》，就可以使社會大眾學習有效面對普遍存在的焦慮和焦慮引起的種種困擾，並有效預防憂鬱的發生。本書對社會大眾精神健康生活的追求，具有十足的參考價值，我鄭重地推薦這本書給大家。

台大醫學院精神科名譽教授
財團法人精神健康基金會董事長
胡海國

推薦序三

讀《解放焦慮 從心生活》——領悟安身立命之道

很高興看到百大良醫楊聰財醫師的新作《解放焦慮 從心生活》，本人認識聰財院長已超過20年，很榮幸能有機會推薦這本書。「焦慮」是本人從事近50年的精神醫療服務中，最常見的情緒障礙之一。雖然適度的焦慮是助力，但過度的焦慮反會成為阻力，甚至會導致精神障礙，進而影響身心健康，造成生活功能障礙；並且使人偏離生活常軌，也會影響人際互動。臨床上，常見的焦慮症涵蓋下列八大類型：

1. **廣泛性焦慮症：**持續過度的焦慮和擔憂，難以控制，持續至少6個月。

2. **恐慌症：**反覆發生不可預期的驚恐發作，伴隨強烈的恐懼和身體症狀，如心悸、出汗、震顫等。

3. **社交焦慮症：**對社交有顯著的恐懼，擔心自己會表現出令人尷尬或受羞辱的行為。

4. **特定畏懼症：**對特定物件或情境（如高處、物、飛行等）有強烈恐懼和迴避行為。

5. **分離焦慮症：**與依戀對象分離的過度焦慮，常見於兒童，但也可能持續到成人。

6. **選擇性不語症：**在特定社交場合下持續性不說話，但在其他場合卻可以正常說話。

7. **特定場所畏懼症：**對無法逃離或得不到幫助的環境（如人群、開放或封閉空間等）產生強烈恐懼和迴避行為。

8. **其他特定或未特定的焦慮症：**有顯著的焦慮症狀，但不完全符合上述焦慮症的診斷標準。

聰財是精神科醫師，也是公共衛生學博士。在本書中，他運用健康促進、早期發現、早期治療的原則，依序說明焦慮的本質，教導民眾自我察覺、解放焦慮、建立健康的生活方式、注意當下、建立小目標；也分析日記寫作的神效、強調放鬆技巧、專業協助。本書深入淺出，相信讀者可從中學會身心健康自我照顧的知識和方法；也期待民眾在細讀他的系列著作中，能領悟安身立命之道！

新光醫院教授級主治醫師
國家衛生研究院論壇諮議委員會委員
臺灣憂鬱症防治協會創會理事長
臺灣自殺防治學會創會理事長
臺大醫學院精神科退休教授
中華民國醫師公會全聯會顧問暨前理事長

李明濱

推薦序四

居安思危vs隨遇而安的焦慮調控心技能

神經多大條的人，天塌下來也能隨遇而安的呼呼大睡；焦慮緊張型的人，日常沒事都要居安思危的超前部署；兩者之間的權衡，關鍵在於，能否有效調控焦慮的心技能。

學習如何解放焦慮，才能適時幫忙自己調控焦慮，不讓焦慮危及身心健康。本書兼顧學理實證與實用易學的解放焦慮方法，是現代人必備的心理知能。包括，學習自我覺察焦慮的存在，學習使用心理檢測工具去正視焦慮的程度，同時學習理解焦慮的心理機轉，去嘗試本書推薦各種解放焦慮的有效方法，提升自己有效調控焦慮的心理技能。

本書作者楊聰財醫師，以他常年在身心診所第一線助人解放焦慮的實戰經驗出發，提出許多解放焦慮的調控理論與實證方法，深入淺出彙整本書各篇章成為實用的教戰手冊。很適合充滿高壓力高焦慮狀態下的現代人閱讀，是自學修練解放焦慮的實用智慧錦囊。而今出書分享，樂於大力推薦。

身為健康心理學家與諮商心理學教授的我，在多年教學與心理諮商工作經驗中，常引導陪伴每個人正視自己內在心靈的無聲戰役，學習成為自己的心理學家，去贏得自己內心的和平，自在地與自己和平共處。除了向精神醫學專家、心理學家、諮商心理師請益，閱讀如何解放焦慮這樣的好書，更是學習成為自己心理學家的有效路徑。從學習解放內心焦慮的know how著手，提升調控焦慮的有效心技能，勢必有助於在居安思危與隨遇而安之間漸漸進出自如，懂得拿捏心靈警覺與放鬆平和的心理彈性智慧。

國立臺北護理健康大學特聘教授
醫療健康諮商心理學會理事長
李玉嬋

推薦序五

現代人的葵花寶典

我的工作一直處在高度壓力而造成絕對焦慮的環境中，當現場倒數54321的時候，不管當時我的腦子多麼混亂、我的心情極度沮喪、我的狀態充滿焦躁，我都要一副氣定神閒地出現在螢幕前，想辦法說出幾句看似條理清晰的開場白。我會看著來賓，突然想不起來他的稱呼或是忘了下一個問題，因為我始終在焦慮節目能不能順利進行，或是剛才有沒有哪句話會出問題，自我要求太高，讓焦慮更加嚴重。節目中，冷汗從背肌一路下滑，雙手冰涼，節目後疲倦至極卻整晚失眠。別人總好奇我如何每日重複在這樣的高壓下還能泰然自若，我總是說「我神經比較大條」，其實所有的緊張焦慮，都會反應在生理的數字上，健檢的紅字愈來愈多，報告總結就是「壓力太大」，醫生給的建議不外「盡量放輕鬆」「休假出去走走」，好不容易出國休個假，回程前要助理把所有資料傳來，上飛機後開始埋頭閱讀，下飛機直接進棚上節目。「去走走放輕鬆」後更加焦慮。

如果早點看到楊醫師這本書，我的問題應該可以解決大半。

楊醫師在《解放焦慮 從心生活》這本書中，為三明治世代或職場家庭兩頭燒的婦女打造幾則清晰易懂的量表，可以自我檢測，了解自己的情況；你也絕對可以在他舉出的許多病例中，發現你一點都不特殊；最貼心的是楊醫師把「如何解放焦慮」的招式，手把手教給你，如果你依然參不透，楊醫師的團隊，包括心理諮商師、臨床心理師、身心科專業醫師，總能共同找到有效的方式協助。

楊醫師總是很幽默地說他希望自己失業，代表每個人都健康快樂，但是現在的環境如此複雜多變，用「再撐一下」以為能過關的想法愈來愈行不通，建議把楊聰財醫師的寶典隨身攜帶，不時拿出來練功，你一定會找到處理焦慮的方式。

祝大家精神健康，身體快樂！因為有了健康的精神，才會有快樂的身體！

資深媒體人

李艷秋

自序

人有七情六欲、喜怒哀樂，其中焦慮和憂鬱確實是人類最常見的兩種情緒或情感狀態。焦慮情緒在不同狀態下會影響著人類的日常生活，並且與許多心理健康問題有關。以下是關於焦慮定義和特徵的簡要說明：

焦慮：焦慮是一種由於擔憂或恐懼而產生的情感狀態，通常伴隨著緊張、不安以及過度關注潛在威脅的感覺。焦慮可以是一種自然的反應，幫助我們面對壓力或危險情況，但當焦慮變得過度或持久時，可能會對個人的心理和生理健康產生負面影響，並可能發展成焦慮症。

所謂水載舟也能覆舟，適度的焦慮，是我們腦部的警報中樞（杏仁核）為了居安思危產生的幫助性情緒；但是過度不當的焦慮便會產生干擾和精神情緒障礙！心理、生理、環境、靈性又是環環相扣，萬一互相牽扯製造出不良影響，變成惡性循環，很多身體精神疾病便會相繼的以共病的方式演變出來！

本人是公共衛生醫學博士，十分強調疾病的第一段預防，也就是在沒有疾病的狀態時，能夠養成生活眾多好習慣，朝著健康促進的目標努力。本書的第二到第八篇章，便是著墨在此方面的好方法介紹。例如我常鼓勵身心健康要養好茶【TEA】：

1. **Action**：要持續進行良性循環的好言行，例如運動333。

2. **Thought**：養成正面思考模式，多多保持光明良善、樂觀達觀的健康思維，要好好轉念。

3. **Emotion**：持續加強對達到以上二者目標的努力，自然會多多產生血清素、多巴胺、新腎上素及腦內啡等非常重要的神經傳導物質！

另外面對疾病第二段預防，所謂的「早期發現、早期治療」，也是本人念茲在茲關注的事情。在本書中很多有關生活壓力事件量表、焦慮自我評量量表，就是平日定時可以幫自己的腦和身心作健康檢查。第九篇章則是提供如果要尋求專業協助時應該掌握的資訊和觀念。例如如果尋求楊聰才精神身心診所暨心理衛生中心，這裡有專業度夠、擁有被選為百大良醫的精神科專科醫師，帶著一個團隊：包括護理師、心理師、藥師、協助進行身心健康或是障礙科學檢測的專業老師、社工師及職能治療師，共同守護前來就診的個案和家屬完整且持續的身心健康。

健康而且長壽，想必已經成為大家共同追求的目標。所謂開好卷有益，書中自有顏如玉，書中自有黃金屋。誠摯地邀請大家購買並閱讀此書，朝真正的平安喜樂邁進一大步！

目次

推薦序一　從自身做起，不被焦慮所困　3
推薦序二　讀《解放焦慮　從心生活》——有效應對焦慮　6
推薦序三　讀《解放焦慮　從心生活》——領悟安身立命之道　9
推薦序四　居安思危vs隨遇而安的焦慮調控心技能　12
推薦序五　現代人的葵花寶典　15
自序　18

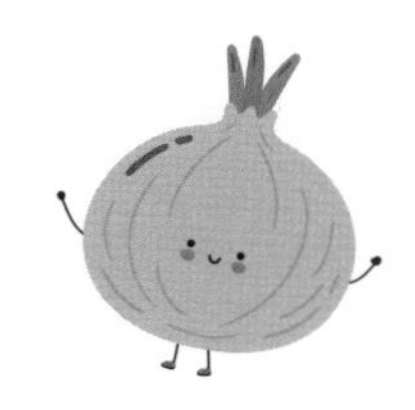

Chapter 1

認識焦慮的本質 30

焦慮症狀和焦慮症一樣嗎？ 32
焦慮症的成因：遺傳、環境與生理心理因素 34
焦慮症的表現形式 38
焦慮症對個人生活的影響 42
焦慮症的社會和文化因素 44
焦慮症的分類 48

Chapter 2

哪些人容易有焦慮症？ 51
焦慮自我評量表 53

學會放下無法控制的事情 56

外部環境變化引發焦慮症 59
不可控因素常是引發焦慮症的關鍵 64
事件分類表格 66

Chapter 3

自我察覺，解放焦慮

70

為什麼要自我察覺？ 72

自我察覺有哪些好處？ 73

找到自我察覺的切入點 77

運用心情溫度計（BSRS-5、身心壓力反應量表） 84

自我察覺的實踐與技巧 93

Chapter 4

建立健康的生活方式 102

身心健康與焦慮症 104

章魚性格恐引發焦慮症 106

維持身心健康的四根柱子：四能概念 109

身心健康自我評量表 114

Chapter 5

專注在當下的事物

專注在當下的事物 118

焦慮症與專注力的關係 120

專注力訓練的重要性 124

提升專注力的技巧 127

運用範例：可以多種組合去運用 129

專注力訓練沒這麼難，日常小遊戲就能有所幫助 131

Chapter 6

建立小目標 136

遠離焦慮，從「小行動」開始 138

建立新行為神經迴路 145

新行為神經迴路要多久才能建立起來？ 147

為何要建立新行為神經迴路？ 149

建立小目標的重要性 151

九宮格目標設定工具表 158

Chapter 7
日記寫作的神奇效果 162
日記寫作對情緒管理的神奇效果 164
寫日記的方法與技巧 168
日記表格使用方式 173

Chapter 8
學習放鬆技巧 178
做錯紓壓方法更傷身 180
簡單實用的紓壓技巧 184

Chapter 9

尋求專業協助

194

為何需要尋求專業醫療協助？ 196

我要看心理師還是精神科醫師？ 197

專業醫療團隊介紹 199

Chapter 1

認識焦慮的本質

明天怎麼辦？我還能做得更好？

「我擔心人生的成績單，因為一個鬆懈就辜負所有人的期待。」

「AI將會取代我大部分的工作，我的價值到底在哪？」

「成家立業看似在正軌，但每天的壓力都讓我恐慌，無處訴說……」

「不停想著下一步，但又無法有結論。」

「人群的眼光讓我好像被觀賞的動物，讓我只想在自己的世界裡。」

「只想喘息一下，但工作與家庭讓我無法停止思考，好掙扎！」

裡面也有你的心聲摻雜在其中嗎？

人從出生就不斷的成長，也會開始不斷思考並摸索，自我、人性、社會、環境等等，都會影響著我們，但我們不知道下一秒的未來會是如何，除了對未來的期望外，也會伴隨不安、焦慮等負面情緒，這些焦慮因子是如何影響著我們？

本章將深入探討焦慮的定義、表現形式以及對個人生活的影響。透過理解焦慮的本質，可以更清楚地認識自己的情緒狀態，從而更有效地應對和管理焦慮。

以下我們先來搶先看一下本章會談到的內容：

★焦慮的定義、成因與表現形式
★焦慮對生活的影響與社會文化的關聯
★焦慮症的分類
★焦慮易感族群
★自評表（漢密爾頓焦慮量表-HAMA）

焦慮症狀和焦慮症一樣嗎？

焦慮，原本是人體最自然的情緒反應，也是造物者賜給人類最好的禮物。不過，當人類不夠了解焦慮的本質和意義時，有時過度的使用或在不恰當的時機使用它，反而會成為我們生活的困擾。

焦慮就像是我們心中的一個小警鐘，當我們面對可能的困難或挑戰時，它就會響起。

從生物學的角度來說，這個小警鐘的存在其實是幫助我們，它讓我們在面對真正的危險時可以快速反應，保護自己的安全。這種反應在我們的祖先時代是非常實用的，但在今天這個充滿壓力的現代生活中，有時這個警鐘似乎有點過於敏感，甚至在沒有真正危險的時候也不停地響個不停。

焦慮症狀和焦慮症並不相同，平常我們會因為一些特定的事情而感到焦慮，例如明天要考試或是等等有一個重要的會議，可能會因為緊張而出現流汗、心跳加快等焦慮症狀，但這些焦慮通常有具體的原因，也會在事情結束後消失，這種比較屬於因特定原因造成的焦慮症狀。而「焦慮症」則更像是一種模糊不清的感覺，它不需要具體的事件就能觸發，並且往往會無緣無故持續很久，讓人感到不安和緊張，也因此造成身心狀況障礙、生活社會功能被干擾影響。

當焦慮症狀成為我們生活中的常客，它就可能開始影響我們的工作效率、人際關係，甚至是日常的快樂情緒。有時候，我們可能會發現自己因為一些並不太可能發生的事情而煩惱，或者在沒有明顯理由的情況下感到擔心並出現焦慮症狀。如果長期輕忽這些焦慮症狀，它們可能會演變成「焦慮症」。長期且持續的焦慮，會成為廣泛性焦慮症，無論有沒有具體事件發生，都會讓我們感到不安和緊張，嚴重影響生活品質及身心健康。

因此，了解焦慮症的根源是很重要的一步。遺傳、大腦中的化學物質失衡或者生活中的壓力都可能是引發焦慮症的原因，了解這些可以幫助我們更有意識地對待自己的感受，並尋求適合的方法來減輕這些不必要的心理負擔。

焦慮症的成因：遺傳、環境與生理心理因素

「習慣了高壓生活，我一直以為這樣是正常的，直到我控制不住自己的生理反應。」蔡先生說。

案例蔡先生是一位40歲的企業經理，他從小在一個要求嚴格的家庭中長大，父母經常對他的學業和生活表現有過高的期待。這種長期的壓力使他發展出了一種持續的焦慮狀態。進入職場後，這種焦慮變得更加嚴重，尤其是在需要做重要決策或面對業績考核時，身體會莫名出現盜汗、甚至發抖，有時會因為心跳加速而感到呼吸急促、全身虛軟，好像快死掉了。

一、遺傳因素

根據長期的科學研究顯示，焦慮症在某些家族中有明顯的遺傳傾向。如果家族中有人曾經罹患焦慮症，那麼其他家庭成員患上相同疾病的風險也相對較高。這個結果除了顯示遺傳基因的因素外，也可能與家庭成員間的相似生活方式和行為模式有關。如果你的祖父母和父母都容易感到焦慮，那你也可能會繼承這種性格，這種模式不知不覺中也成為你生命的一部分。

家族中有人曾罹患焦慮症，其他家庭成員罹患相同疾病的風險確實較高。以下是一些具體的研究數據和比例：

✦父母罹患焦慮症

如果父母一方患有焦慮症，子女罹患焦慮症的風險大約是普通人群的2～4倍。父母雙方均患有焦慮症，子女罹患焦慮症的風險更高。

✦兄弟姊妹罹患焦慮症

有兄弟姊妹罹患焦慮症的人，自己罹患焦慮症的風險也會增加，這個風險比普通人群高出2～3倍。

✦同卵雙胞胎罹患焦慮症

同卵雙胞胎如果一人罹患焦慮症，另一人的罹患風險非常高，約為30～50％。這顯示出遺傳因素在焦慮症中的重要性。

✦異卵雙胞胎罹患焦慮症

異卵雙胞胎中如果一人罹患焦慮症，另一人的罹患風險約為10～15％。

二、**環境因素**

除了遺傳因素外，焦慮症也跟一個人從小生長的環境有關，尤其是早期生活中的壓力事件，例如父母離婚、家庭暴力或經濟貧困等。這些經歷會對兒童的心理健康造成長期影響，增加後期發展焦慮症的風險。舉個例子，如果一個孩子在充滿爭吵和父母親情緒不穩定的家庭中長大，他可能會變得更加敏感和焦慮。

三、**生理因素**

根據文獻指出，焦慮症患者大腦內的化學物質可能出現失衡現象，特別是與神經傳導物質如血清素、GABA和多巴胺相關的失衡。它們對情緒和壓力反應扮演著重要的調節功能，一旦失衡就可能導致焦慮症狀的發生，就像一台運轉不順的機器，容易出現失控情況。

四、心理因素

一個人的內在心理性格也會影響焦慮症的發展，有些人先天就比較敏感或害怕失敗，一旦出現不如預期或不完美的結果，就容易出現焦慮症狀，嚴重就會出現焦慮症。另外，心理創傷和長期壓力也是重要的致病因素，如親人的離世或重大的生活變遷，這些經歷都可能讓你更容易陷入焦慮的情緒中。

焦慮症的表現形式

焦慮不僅僅是一種內心的不安感，也會在生理、心理和行為表現出來，並且會影響日常生活。

「我控制不住我的無力感，同事也無法分擔我的工作，做帳這件事又不能出錯，每天睜眼看到那些數字都讓我想逃避！」吳小姐說。

「還是你讓自己放些假，看看風景會不會好一點？」

「你又不是不知道公司已經在研發AI程式，如果我沒發揮價值，那天就被公司淘汰了，你還敢放假嗎？」

「但你現在的狀態真的不是很好。」

「我也沒心思去玩……」

這樣的對話，一直出現在吳小姐跟同事之間。三十歲的吳小姐是一名會計師，長期的工作壓力和疲勞感讓她對工作開始感到無力，最近睡覺時常常會在半夜醒來，出現心悸和冒冷汗，讓她相當不舒服，加上最近AI可能取代人類工作的話題，更讓她對未來更沒安全感，身體的疲憊加上心理的無力感，讓她無法上班需要經常請假，但就算請假一兩天，在家也無法真的放鬆，愈想愈焦慮，最後還遭到主管的警告，差點丟掉工作。

一、焦慮的生理表現

焦慮在生理上的表現可能非常多樣化，常見的生理反應包括心跳加速、出汗、顫抖、肌肉緊張、頭痛和胃腸不適。有個案例是這樣，國中二年級的小明，每當要在班上發表演講時，就會感到心跳加快，手掌出汗，這些都是他身體對焦慮狀態的直接表現。雖然這些症狀可能只是短暫的，但如果頻繁出現，會讓人感到非常困擾和不適，簡直像身體在開「派對」，但是你一點都不想參加。

二、焦慮的心理表現

在心理方面，焦慮的人可能會感到不安、緊張或恐慌。這種感覺就像腦袋裡的煩惱不斷地播放著「無盡的擔憂」劇集，無法按下停止鍵。經常感到萬分焦慮，無法控制對某些事情的擔憂。例如，小麗在工作中，常因擔心表現不佳而感到焦慮，這種持續的心理壓力使她經常感到精疲力盡。

三、焦慮的行為表現

焦慮症表現在行為上就是導致患者會為避免參加特定情況或出入特定場所，影響日常生活功能。比如，阿杰因為長期患有社交焦慮症（Social Anxiety Disorder，簡稱GAD），後來都不願參加親友聚餐，甚至好朋友的生日派對，嚴重影響了他的人際關係和社交生活。

透過上述，我們了解到焦慮可能呈現的多種表現形式，有助我們更加有同理心地看待經歷焦慮的人，並提供支持和幫助。這不僅是對個人的幫助，也是對整個社會的正向影響。焦慮並不可怕，重要的是我們要學會如何面對和管理它，讓生活重回正軌。

焦慮症對個人生活的影響

焦慮不僅是心理狀態的一部分，它還深刻影響著人們的日常生活、工作表現以及人際關係，長期甚至會對個人身心健康帶來嚴重後果。

一、對日常生活的影響

在日常生活中，持續的焦慮感可以導致個體出現過度的憂慮和恐懼，這些情緒可能妨礙正常的日常活動。例如，32歲的陳先生，因為對外出的無端焦慮，逐漸減少社交活動和休閒活動，最終導致與社會隔離，嚴重影響生活品質。

二、對工作表現的影響

焦慮可能會導致工作效率下降、影響決策能力，甚至造成公司損失！持續的焦慮讓人難以集中精力，處理複雜或壓力大的工作時容易感到不堪重負。例如，李小姐是一位銀行職員，她因為焦慮對於工作的細節過於擔憂，常常加班到很晚才能完成任務，長期下來造成了嚴重的職業倦怠，她的工作效率逐漸下降，錯誤頻頻發生，也影響她的職業發展。

三、對人際關係的影響

焦慮會影響到個人的人際關係。當一個人持續感到焦慮時，他可能會變得更加敏感或防衛心特別重，這可能導致溝通障礙，影響與家人、朋友和同事的關係。例如，張先生常因為焦慮而無法有效地表達自己的感受，這導致他與配偶的關係愈來愈緊張，甚至考慮準備離婚。

四、對身心健康的影響

長期焦慮不僅影響心理健康，還可能對身體健康造成影響。例如，長期的焦慮狀態會引起睡眠障礙、消化系統問題或心血管疾病等。研究顯示，長期處於高壓狀態的人群，其免疫系統功能可能下降，更容易感染疾病，形成一種惡性循環。

焦慮症的社會和文化因素

45歲的張先生在一家跨國公司工作，面臨著嚴峻的職場競爭和高昂的生活壓力。從小學業成績優異的他，加上完美性格，凡事都要求做到最好。畢業後，他順利找到了一份理想工作，成家立業，甚至在都會區買了新房。幾年後，工作和家庭生活的雙重壓力讓他覺得生活出現了變化。作為家庭的經濟支柱，即使承擔龐大壓力，他也不願意讓家人擔心，選擇隱藏自己的焦慮感受。然而，在一次會議中，他因情緒不穩定與同事吵架，這讓他意識到問題的嚴重性。於是，他決定尋求精神科醫師的協助。經過藥物及心理治療後，張先生的生活有了明顯的改善。

雖然現在社會提倡兩性平權，但在亞洲普遍傳統父權社會下，還是不斷影響著男性，讓他們無法認同自己的脆弱感。

「男生養家糊口是應該的，別人都這樣走過來，沒道理我承受不住。」

「誰沒有焦慮？誰沒有壓力？說出來多丟臉！」

焦慮雖然是一種個體的心理狀態，但它的形成和表現受到廣泛的社會和文化因素的影響。這些因素不僅影響焦慮的發生頻率和強度，同時也塑造了人們對焦慮的態度和應對方式。

一、社會壓力的影響

在當今社會，壓力無處不在，從工作環境到家庭責任，從生活步調到個人期望，這些壓力源可以對個人產生重大的心理負擔。想像一下小芳的處境，她是一名辦公室職員，面對嚴苛的工作截止日期和職場競爭，她常常感到焦慮和壓力過大。這些情緒進一步影響了她的工作表現和生活品質。她的壓力來自多方面，不僅要應對工作中的高要求，還要應對家庭中的期待，這些壓力讓她感到喘不過氣來，每天都像是在走鋼絲，稍有不慎就可能掉下去。

二、文化期待的作用

不同的文化對於個人的行為和期望有著不同的規範。在一些文化中，極高的成就被視為家庭的榮耀，這種文化期待可能會對個人產生巨大的心理壓力。例如，在日、韓及台灣等亞洲文化中，教育成就通常與個人和家庭的榮譽密切相關，這可能對學生產生極大的學習壓力，從而引發焦慮。

三、不同文化背景下的焦慮態度

對焦慮的態度在不同文化中有顯著差異。在西方文化中，尋求心理健康支持逐漸被接受和鼓勵；而在一些亞洲文化中，心理問題往往被視為私人問題，人們可能較少尋求外部幫助。例如，在美國，人們較為開放地談論心理健康問題，並積極尋求專業幫助。心理治療師在西方社會就像是「心靈修理工」，幫助人們修復心理創傷，這是非常正常的。然而，在一些亞洲國家，心理問題則可能被視為家醜不外揚，導致許多人選擇隱藏自己的問題，不願意尋求幫助。這種差異影響了人們應對焦慮的方式，就像是「壓力鍋」裡的水蒸氣無法釋放，最終可能會引發更大的問題。

焦慮症的分類

「焦慮症」是一種常見的心理健康狀況，它涵蓋了多種不同的類型，每種類型都有其特定的症狀和表現。以下是焦慮症的幾種主要分類，以及一些生動的案例描述，幫助讀者更加直觀理解每種焦慮症的特點。

一、廣泛性焦慮症（Generalized Anxiety Disorder，**簡稱**GAD）

廣泛性焦慮症是一種長期且持續的焦慮狀態，患者常感到無法控制的擔憂和焦慮。這種焦慮超出了正常生活中的常見擔憂，影響患者的日常活動。例如，林女士經常擔心極其平常的事情，如家庭健康或財務狀況，即使這些事情並沒有明顯的問題，她也無法停止擔憂，這嚴重影響了她的睡眠和心情。林女士的擔憂範圍廣泛，從小到「今天晚餐要吃什麼」，大到「未來十年的退休計畫」，沒有一件事她不操心，朋友們常對她說：「妳想太多了。」但對她來說，這些擔憂就像是一個無法關掉的噪音機器，不斷地在她的腦海中轟鳴。

二、社交焦慮症（Social Anxiety Disorder，**簡稱** SAD）

社交焦慮症涉及對社交場合的強烈恐懼，患者擔心被他人評判或在社交活動中表現不佳。這不僅限於大型社交活動，即便是小型的聚會或日常對話也可能引發焦慮。張先生就是一個典型的例子。每次朋友邀請他參加聚會，他都會感到異常緊張，害怕自己的行為或談話會讓人感覺笨拙或不足。

張先生在聚會前會反覆練習自己要說的話，但到場後仍然覺得手心冒汗、心跳加速，有時甚至臨時找藉口逃走。對他來說，參加社交活動就像是在表演一場「即興喜劇」，而他總覺得自己是唯一不知道劇本的人。這讓他倍感壓力，每次聚會後都覺得精疲力盡。

三、**特定恐懼症**（Specific Phobia）

特定恐懼症是對特定物體或情境產生強烈和不合理的恐懼，如飛行、高處、某些動物或接受醫療程序等。這種恐懼超出了正常範圍，並且當面對這些恐懼來源時，患者可能會體驗到劇烈的焦慮反應。例如，陳先生有極端的恐高症，即使只是在一個較高的樓層工作也會讓他感到恐慌。

哪些人容易有焦慮症？

王小姐是一名40歲的行銷部經理，每天她不僅要應對高強度的工作壓力，還要兼顧兩個孩子的教育和家庭生活。這種雙重壓力讓她經常感到焦慮和力不從心。在參加了公司提供的協助方案後，學會了一些管理壓力和焦慮的技巧，這對她的日常生活和工作表現都有顯著的改善。

焦慮症是一種常見的心理疾病，影響著全球數百萬人的生活品質。根據臨床研究數據及統計結果發現，有一些族群在面對焦慮症時確實特別脆弱：

一、青少年（女）

隨著社會環境壓力和學業要求的增加，愈來愈多青少年（尤其是女生）容易出現焦慮症的症狀。這個年齡段的壓力源包括學校的學業壓力、同儕關係的挑戰以及未來前途的不確定性。另外，網路交友及社群媒體的普及，對青少年的自我認同和社交互動造成了更多壓力，導致焦慮情緒的增加。試想一下，青少年們每天都在網上看到那些看似完美的人生，這種比較無形中增加了她們的壓力，讓她們感到自己總是差一點。

二、中年上班族

職場壓力、家庭責任和經濟負擔是中年人群焦慮症的主要驅動力。隨著職業生涯的發展和生活節奏的加快，這個群體的心理健康常常受到威脅。

三、其他特定人群

慢性病患者也容易因為身體疾病影響心理，提高焦慮症狀。另外經常搬家、換工作或換學校的人也會因為環境適應不良造成焦慮症狀產生。

焦慮自我評量表（理解自身焦慮狀態）

量表說明

漢密爾頓焦慮量表由漢密爾頓（Hamilton）於1959年編制，是精神科臨床中常用的量表之一。本量表包括14個反映焦慮症狀的項目，主要涉及軀體性焦慮和精神性焦慮兩大類因子結構。

漢密爾頓焦慮量表（HAMA）

身心症狀評估：這一週以來	無症狀	輕微	中等	較重	嚴重
1. 焦慮心境：擔心、擔憂，感到有最壞的事情將要發生，容易激怒	0	1	2	3	4
2. 緊張：緊張感、易疲勞、不能放鬆，情緒反應，易哭、顫抖、感到不安	0	1	2	3	4
3. 害怕：害怕黑暗、陌生人、一人獨處、動物、乘車或旅行及人多的場合	0	1	2	3	4
4. 失眠：難以入睡、易醒、睡的不深、多夢、夢魔、夜驚、醒後感疲倦	0	1	2	3	4
5. 認知功能：或稱記憶、注意障礙。注意力不能集中，記憶力差	0	1	2	3	4
6. 憂鬱心境：喪失興趣、對以往愛好缺乏快感、憂鬱、早醒	0	1	2	3	4
7. 肌肉系統症狀：肌肉酸痛、活動不靈活、肌肉抽動。肢體抽動、牙齒打顫、聲音發抖	0	1	2	3	4
8. 感覺系統症狀：視力模糊、發冷發熱、軟弱無力感、渾身刺痛	0	1	2	3	4
9. 心血管系統症狀：心動過速、心悸、胸痛、血管跳動感、昏倒感	0	1	2	3	4
10. 呼吸系統症狀：胸悶、窒息感、嘆息、呼吸困難	0	1	2	3	4

身心症狀評估：這一週以來	無症狀	輕微	中等	較重	嚴重
11. 胃腸道症狀：吞嚥困難、噯氣、消化不良（進食後腹痛、胃部燒灼感。腹脹、噁心、胃部飽足感）、腸動感、腸鳴、腹瀉、體重減輕、便秘	0	1	2	3	4
12. 生殖泌尿系統症狀：尿意頻繁、尿急、停經、性冷淡、過早射精、勃起不能、陽痿	0	1	2	3	4
13. 自律神經系統症狀：口乾、潮紅、蒼白、易出汗、易起「雞皮疙瘩」、緊張性頭痛、毛髮豎起	0	1	2	3	4
14. 會談時行為表現： (1) 一般表現：緊張、不能鬆弛、忐忑不安、咬手指、緊緊握拳、摸弄手帕、不停頓足、手發抖、皺眉、表情僵硬、嘆息樣呼吸、面色蒼白； (2) 生理表現：吞嚥困難、打嗝、安靜時心率快、呼吸快（20次／分以上）、瞳孔放大、眼皮跳動、易出汗、眼球突出	0	1	2	3	4

總分計算

總分範圍：0～56分

評估標準：0～7分：沒有焦慮症狀　7～14分：可能有焦慮
15～20分：肯定有焦慮　21～28分：肯定有明顯焦慮
29～56分：可能為嚴重焦慮

Chapter 2

學會放下無法控制的事情

完美掌控才能遠離不安？

「我是個善於規畫的人，但時間跟意外總是會破壞我安排好的一切，這使我很痛苦。我計畫就是想確保一切都順利，但不順總喜歡跟我作對！書本上都說要規畫好人生，計畫好藍圖，但我永遠都掌控不了，灰色就像我的寫照，我看不到未來……」

曾經有一位朋友跟我說，他認識一位女孩，剛開始相處都沒有問題，但愈來愈熟後，發現她不但愛管閒事，還會不斷抱怨。例如，一夥朋友都已經決定中餐吃什麼了，她卻開始數落別人點的餐點有多不合適、餐廳有多不好，還鼓吹大家應該自己在家煮東西吃。

接著又會開始對於別人的身體健康焦慮、社會食安焦慮。又或者大家一同出門旅遊，天空不作美或計畫要去的店面沒開，打亂原本的排程就會開始抱怨，除了讓朋友之間氣氛不好外，抱怨也讓許多人接下來的行程充滿不安與焦慮。

其實人心很容易因為突發事件感到不安，在焦慮狀況下無法解決事情時，就會用抱怨或是極端的行為模式來宣洩，但如果把每個事件慢慢拆解，你就會發現到底是什麼掌控了你的當下，能讓你放下該放下的。

這一章節將會教導辨別事情的控制程度，並提供策略來放下這些事情所帶來的壓力和焦慮。透過學會接受並釋放無法控制的因素，可以更好地專注於可以控制的事物，從而減輕焦慮感。

以下我們先來搶先看一下本章會談到的內容：

★無法控制的事情往往來自外部變化

★不可控因素常是引發焦慮症的關鍵

★自我評估表格：分類自我評估表格，並提供使用指南和提示，如何使用這個表格來改善決策過程和情緒反應。

生活在講求速度及效率的繁忙社會中，無論是工作壓力、人際關係還是日常挑戰，我們經常會遇到許多無法控制的情境，例如美中貿易關稅大戰、花蓮大地震、新冠疫情或俄烏戰爭……等。面對這些外界因素，如果我們無法妥善處理，就可能感到焦慮和壓力過大，影響生活品質與心理健康。因此，學會辨識和接受哪些事物是我們無法控制的，也是管理焦慮的一項重要技能。

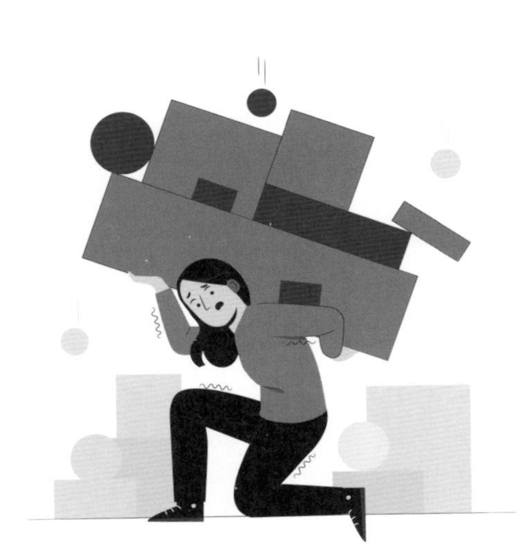

外部環境變化引發焦慮症

一、經濟壓力與焦慮的關聯

讓我們從經濟壓力開始談起。2016年川普當選美國總統後，隨即推動了一系列貿易保護政策，尤其針對中國展開了貿易戰，徵收高額關稅。這一舉措在全球範圍內引發了廣泛影響，許多企業，包括美國及台灣的企業，都因關稅障礙而面臨巨大的挑戰和壓力。這種經濟不確定性，使得不少企業主出現了焦慮症狀，甚至嚴重到引發焦慮症。

全球貿易戰帶來的直接後果是成本的急劇上升，進口產品的關稅增加，使得企業的利潤空間受到嚴重擠壓。企業主們擔心市場競爭力下降，甚至面臨倒閉的風險。這種對未來的不確定性，使得企業主們感到巨大的壓力和焦慮。

例如，李先生是一家台灣電子零件製造公司的總經理，在中國大陸許多地方設有工廠，自美國對中開啟貿易戰後，公司出口到美國都需要支付額外的關稅，導致產品價格上漲，訂單量顯著減少。最近看到許多企業搬離大陸回台灣設廠或轉戰東南亞，礙於高昂的轉移成本，李先生每天都在擔心公司能否持續經營，這種無法控制的經濟環境讓他開始失眠，長期處於焦慮狀態。

二、地緣戰爭與焦慮的關聯

地緣政治的不確定性也讓許多人感到焦慮。陳先生是一名60歲的台灣上班族，規畫五年後可以順利退休。然而，過去三年持續的俄烏戰爭未能結束，加上一年前以色列攻打加薩，造成超過三萬平民死亡，每天的新聞報導讓他感到極度焦慮。特別是對台海戰爭可能爆發的擔憂，更讓他不安。他擔心自己的生命財產安全，尤其擔心退休金可能會因戰爭而無法領取，房地產價格也可能因戰爭下滑，這些問題都讓他感到困擾。此外，陳先生還擔心自己的孩子會因戰爭而被徵召入伍。這些擔憂讓他整天處於緊張狀態，無法專注於工作，生活作息也因此大受影響。他經常失眠，早上醒來後依然感到疲憊不堪，工作效率大幅下降，與同事和家人的關係也變得緊張。

某天，陳先生在公司開會時突然感到一陣頭暈目眩，心跳加速，幾乎站不住。醫生診斷他罹患了恐慌症（也是焦慮症的一種），建議他接受藥物及心理治療。然而，陳先生起初拒絕了，他認為這只是暫時的壓力。但隨著症狀愈來愈嚴重，他最終還是決定尋求專業幫助。

三、疫情流行病與焦慮的關聯

張先生是一位經營台菜餐廳的老闆，因菜色豐富口感佳，一直以來生意火紅。然而，2020年初新冠疫情爆發，隨著死亡人數攀升，政府實施了嚴格的封鎖措施，限制外出，張先生的餐廳業務遭受重創。最初的幾個月，張先生嘗試透過外賣和送餐服務來維持生意，但收入遠不如從前。每天看著空蕩蕩的餐廳和不斷積壓的帳單，他感到壓力巨大。隨著疫情的持續，張先生的焦慮情緒愈來愈嚴重。他開始失眠，整夜輾轉反側，無法入睡。即便勉強入睡，也常常在半夜驚醒，心跳加速，手心冒汗。

白天，張先生常常感到疲憊不堪，無法集中注意力，經常忘記事情。他對未來充滿了恐懼，擔心餐廳最終會倒閉，員工會失業，自己也無法養家糊口。這種持續的焦慮使他的身體狀況每況愈下，經常感到頭痛、胃痛，甚至出現了胸悶、呼吸困難的症狀。一次，張先生在與員工開會時，突然感到一陣劇烈的心悸和眩暈，差點暈倒。醫生診斷他患上了恐慌症合併自律神經失調，建議他接受精神醫療綜合性治療。然而，張先生起初拒絕了，認為自己只是壓力太大，休息一下就會好轉。但隨著症狀的加劇，他最終還是決定接受專業的幫助。

四、大地震及持續餘震與焦慮的關聯

二零二四年一開年，日本發生大地震差點引發海嘯；四月初，台灣花蓮也發生了一場超過七級的強烈大地震，震垮了數棟大樓並造成道路橋梁中斷。加上地震後餘震不斷，連台北也持續感覺有餘震搖晃讓居民心神不寧。張太太是一名住在新北市高樓層大樓的家庭主婦，這次花蓮大地震發生時，張太太正在家中做家務，突然感受到劇烈的晃動，她看到家中的家具東倒西歪，整棟大樓似乎隨時都有可能倒塌。因老家就在九二一大地震的南投，這種強烈的震感和隨之而來的餘震讓她不斷聯想到當年九二一大地震可怕的場景，造成心理感到極度恐慌。

自從花蓮地震後，張太太開始出現心悸、手抖等症狀，常常感覺大樓在晃動，仿佛地震仍在繼續。這種持續的恐懼讓她每天都活在焦慮之中，無法正常生活，擔心自己住的房屋會不會倒塌，還會不會再發生大地震，這些焦慮情緒不僅影響了她的日常生活，還讓她的睡眠品質大幅下降。每當夜晚來臨，她總是輾轉反側，無法入睡，即使勉強入睡，也會被噩夢驚醒，心跳加速，無法再次入睡。白天，她感到疲憊不堪，注意力無法集中，做事效率大不如前。這種長期的焦慮和失眠讓她的身心狀況每況愈下，最終不得不尋求醫療幫助。醫師告知是急性壓力障礙合併焦慮症狀。

不可控因素常是引發焦慮症的關鍵

發生在我們身邊的不可控因素相當多種，前述這些情境和案例只是我們身邊發生的重大不可控因素，但這些不可預測事件，往往讓我們感到焦慮和無力，也會對身心健康產生深遠影響。因此，如何接受現實是降低焦慮及改善焦慮症的重要關鍵。認識到生活中有很多事情是我們無法控制的，學會接受這些不確定性，反而能減少對未來的過度擔憂。當我們能夠坦然面對現實，就不會再花過多精力去試圖改變那些不可控的事實。

面對全球貿易大戰、新冠疫情、大地震或戰爭等不可預測事件，我們應該學會接受現實，專注於當下，保持良好的生活習慣，積極應對壓力，並適時尋求專業幫助。透過這些方式，我們能夠更好地管理自己的情緒，避免焦慮症上身，保持身心健康。

但生活中也不只有重大不可控因素會引起焦慮，生活中常常碰到夫妻間為了誰應該去洗碗就鬧離婚，或是朋友因說錯一句話就斷絕關係，有的甚至寵物老了不再能控制大小便，造成整個家都很髒亂而亂發脾氣等等，這些都是典型不是自己就能控制的事情，我們也只能學著拆解並接受和放下無法掌控的部分。

例如：老婆期待老公可以洗碗做點家事，但愈叫愈氣，老公從不主動自己去做家事，總是要老婆一個指令一個動作，久了兩個人都會累，除了初步把溝通、雙方期待等等都講清楚，還要把可控的部分都努力執行，假設最終結果你還是不滿意，你也比較能讓自己不要那麼糾結，找出能放下與包容的地方，釐清出自己真正想要的部分。

事件分類表格

最後，我們可以將日常事件進一步細分為「完全控制」、「部分控制」和「無法控制」可以更精確地理解並應對生活中的各種情況。下面是一個實用的事件分類表格，用於這三種不同的控制層級。

事件分類表格

事件類型（參考）	自我控制力	建議應對策略
工作任務的具體執行	高	設定清晰的任務計畫和期限
工作任務的分配	中	與管理層溝通，提出合理的期望和時間管理建議
個人健康	高	保持規律運動和健康飲食，定期體檢
家庭成員健康	中	提供支持和資源，但接受醫療結果可能超出個人控制範圍
天氣變化	低	準備應對惡劣天氣的計畫，調整活動安排
交通情況	中	選擇出發時間和路線有一定的彈性，但接受交通延誤的可能性
政府政策變化	低	保持關注相關新聞，與專業顧問合作以適應新政策
學習新技能	中	設定學習計畫，積極參與培訓和自我提升
他人的情感反應	低	發展良好的溝通技巧，學習情緒調節策略，但接受最終反應可能不受控制

使用指南和操作提示

1. **日常應用：**

✦每日或每週使用此表格記錄和分類重要事件，評估控制層級並決定合適的應對策略。

✦對於每類事件，調整期望，制定符合實際控制程度的行動計畫。

2. **提升自我效能：**

✦對於「可控制高」的事件，積極採取行動，完全發揮個人能力。

✦對於「可控制中」的事件，了解哪些方面可以施加影響，針對這些方面制定策略。

✦對於「可控制低」的事件，集中於調整自己的反應和情緒管理，而不是試圖改變無法改變的情況。

3. **情緒管理：**

✦學會接受無法控制的事實，透過練習正念、冥想或其他放鬆技巧來管理因此產生的壓力或焦慮。

✦持續反思和評估自己的應對策略的有效性，必要時尋求專業幫助。

Chapter 3

自我察覺，解放焦慮

其實你都知道解答

「我的矛盾始終沒有結束的一天。
我是誰？
為什麼出生？
他做得到，為什麼我就不行？
我想放棄，但現實總是不允許！
得到想要的，但卻快樂不起來……」

其實人心當下的感受跟身體的感受都是冰山一角，需要透過不斷的練習與察覺才能找出自己實際的感受。

莉莉是一名工作認真的粉領族，她總是記得自己年輕時曾經有過很多夢想，但現在卻感覺自己被現實壓得喘不過氣來，內心感到非常空洞。想到同事小琪總是那麼成功和自信，而自己卻經常力不從心，甚至很想放棄逃避一切，但現實總是不允許莉莉這麼做，直到拼盡全力後，終於獲得主管認可，有了升職機會，卻發現自己一點也快樂不起來。

但當莉莉開始每天花10分鐘練習自我察覺，從感受到身體緊繃到放鬆，從詢問自己「這種焦慮來自哪裡？」慢慢發現原來不停的焦慮，其實源自於對未來的不確定性和對自己能力的懷疑。她開始學習與自己的情緒、矛盾相處，也找到自我侷限的框架去突破，她明白，這些矛盾、疑問、焦慮並不會一下子消失，但可以透過自我察覺和練習，逐步找到內心的平靜和力量，生活中的挑戰依然存在，但她不再那麼害怕面對它們了。

本章將介紹自我察覺的概念，並提供具體的實踐方法和技巧。透過培養自我察覺，可以學會以更平和、客觀的態度來看待自己和周遭的事物，自我察覺是一種專注於當下、以非評判性的態度觀察自己的思想、感受和周遭環境的心理狀態從而減少焦慮感。

以下我們先來搶先看一下本章會談到的內容：

★介紹自我察覺的概念
★運用心情溫度計（BSRS）以及身心壓力反應量表
★介紹自我察覺實踐方法與技巧（例：冥想、身體掃描練習、五感練習、練習停止等。）

在這個快節奏且充滿壓力的現代生活中，我們常常被各種外界因素牽引，忽略了對自己內心世界的關注與照顧。日復一日的繁忙讓許多人漸漸失去了與自己對話的機會，缺乏了解和處理內心深處情感的時間。

為什麼要自我察覺？

在現代社會的快節奏生活中，情緒自我察覺非常重要！情緒自我察覺是指個人對自己情緒的清晰理解和認識，這種能力對個人的心理健康和整體生活品質有著深遠的影響，不僅僅是自我認知的過程，更是一種能力，使我們能夠在生活的風浪中保持穩定，並作出更明智的選擇。例如，當我們感到焦慮時，如果能夠意識到這種情緒的存在，我們就能採取深呼吸、冥想或運動等方法來緩解壓力，而不會讓焦慮感不斷累積，進而影響生活和工作。

自我察覺有哪些好處？

一、提高情緒管理能力

情緒自我察覺能夠幫助我們更好地理解和管理自己的情緒。當我們能夠清晰地辨識出自己處於何種情緒狀態時，就可以採取適當的行動來應對。這就像擁有了一個內在的導航系統，讓我們在情緒的迷霧中找到方向，避免在情緒的漩渦中迷失自我。比如，當我們感到憤怒時，可以透過深呼吸來平靜自己，或是找個安靜的地方冷靜一下，這樣就不會因一時的衝動而做出讓自己後悔的事情。

二、增強自我效能感

自我察覺還有助於增強自我效能感，即對自身能力和成就的信心。透過對自己情緒的了解，我們能夠更好地認識到自身的優勢和弱點，並據此制定更加現實和可行的目標。在達成目標的過程中，情緒自我察覺能夠幫助我們及時調整心態，保持積極向上的精神狀態，從而提升自我效能感。

三、改善人際關係

良好的人際關係是幸福生活的重要組成部分，而情緒自我察覺在這方面也扮演著關鍵角色。當我們能夠清晰地認識自己的情緒，並理解這些情緒對他人的影響時，我們就能在與他人的互動中表現得更加體貼和理解。同時，自我察覺還能幫助我們辨識他人的情緒，從而增進同理心和溝通效果，建立更加健康和諧的人際關係。這就像是給我們的人際關係裝上了一面鏡子，讓我們可以更清楚地看到自己的情緒反應，從而避免因情緒失控而傷害到他人。

四、促進心理健康

心理健康是維持良好生活品質的基礎！情緒自我察覺可以幫助我們及早發現和應對潛在的心理問題，防止其發展為更嚴重的心理疾病。例如，當我們能夠及時察覺到持續的低落情緒或壓力時，可以及時尋求幫助或調整生活方式，以避免這些情緒對身心健康造成長期的不良影響。

五、增強幸福感

最後，情緒自我察覺能夠增強我們的幸福感。當我們能夠理解和接納自己的情緒時，就能更好地享受生活中的美好時刻，減少對負面情緒的糾結和抗拒。這種對情緒的掌控感，能夠帶來更多的內心平靜和滿足感，提升整體生活品質。

當我們能夠以一種非評判的態度看待自己的情緒時，就能更輕鬆地面對生活中的起伏，享受每一刻的美好，這是一種真正的自由和快樂。

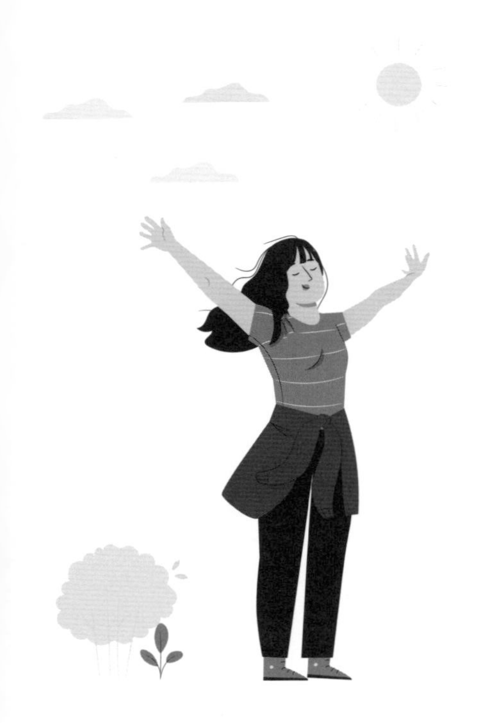

找到自我察覺的切入點

一、情緒察覺

情緒察覺不僅僅是識別和命名自己的情緒，更重要的是理解這些情緒如何影響我們的思考和行為，這些情緒包括憤怒、悲傷、羞愧、內疚及驕傲等各式各樣的形式，這些情緒往往具有多層次的影響，會同時影響我們的內心感受和外在行為。例如當我們感到憤怒時，可能會有衝動行事的傾向，而如果我們能夠察覺到這種情緒，並冷靜下來，就能避免不必要的衝突。同樣地，當感到悲傷時，我們可能會更傾向於退縮和孤立自己，但如果能夠意識到這種情緒，我們可以主動尋求支持和幫助，從而減輕負面情緒的影響。

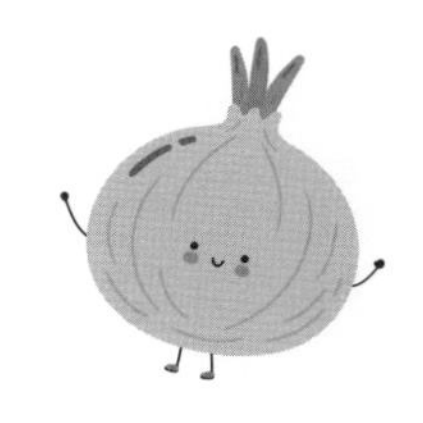

另外，羞愧感可能讓我們感到自己不夠好，從而影響自尊心和自信心；而內疚感則可能讓我們反思自己的行為，並驅動我們去彌補過失；驕傲感則能夠增強我們的自我效能感，激勵我們追求更高的目標。

二、**思想察覺**

在我們的日常生活中，思想會不斷地在腦海中湧現，其中既有正向的也有負面的。正向思想包括對自己或他人的讚美、感恩的心情、對未來的期待等。這些思想通常帶來積極的情緒，如快樂、滿足和希望。相反地，負面思想則可能包含自我批評、對失敗的恐懼、對過去錯誤的懊悔等，這些思想往往伴隨著消極的情緒，如焦慮、憤怒和悲傷。

思想察覺能對自我察覺產生深遠的影響。首先，它能幫助我們識別和區分不同類型的思想，讓我們明白哪些思想是正向的，哪些是負面的。當我們能夠清晰地看到自己的思想模式時，我們就能更有效地管理情緒，避免被負面思想所困擾。

例如，當我們感到焦慮時，透過思想察覺，我們可以注意到這種焦慮源自於某種特定的負面思想，如對未來的擔憂。認識到這一點後，我們可以選擇不讓這些負面思想控制我們，轉而專注於更現實和積極的觀點。

此外，思想察覺還能促進自我接納。當我們能夠以不評價的態度觀察自己的思想時，我們就不會因為出現負面思想而感到內疚或羞恥。我們能理解到，這些思想只是心靈的一部分，不代表我們的全部。因此，我們能更容易地接納自己，包含那些不完美的部分。透過思想察覺，我們都能更清晰地看到它們的來龍去脈，並以更健康的方式處理它們。這不僅有助於提高我們的心理健康，還能讓我們在面對生活的挑戰時，變得更有韌性和適應力。

三、身體察覺

身體察覺是一種對自己身體狀態和感受的深入了解和察覺。這種察覺不僅包括對外在動作的注意，還包括對內在感覺、姿勢、緊張及疼痛等細微變化的敏銳觀察。當我們能夠清楚地察覺到身體的感受時，我們可以及時發現並處理身體的異常狀況。例如，早期察覺到肌肉的緊張或疼痛，可以促使我們採取相應的措施來放鬆和舒緩，從而防止問題進一步惡化。這種及時的自我照顧有助於預防慢性疾病和改善整體健康。當我們注意到身體的緊張、呼吸急促或心跳加快時，我們可以運用放鬆技巧，如深呼吸、漸進性肌肉放鬆等，來緩解這些壓力反應。

你可以從日常生活中的小事開始練習身體察覺。比如，坐在辦公室時，留意自己的坐姿，是否有駝背或肩膀緊張？走路時，感受每一步的腳步聲和地面的觸感。當你感到壓力時，花幾分鐘做深呼吸，讓自己的心情平靜下來。

透過這些簡單的練習，我們可以逐步提高對身體的敏感度，更加了解自己的身體需求，從而更好地照顧自己。這不僅是對身體的保護，更是對心理健康的提升。當我們學會聆聽身體的聲音，便能更好地掌控自己的生活，找到內心的平靜與和諧。

四、環境察覺

環境察覺指的是個人對周圍環境的敏銳觀察和理解，例如一個具有高度環境察覺的人能夠識別並適應社交場合中的微妙變化，或是在物理環境中感知到那些影響心情的因素，如噪音或光線，這些因素如何影響我們的心情、行為和健康。

環境察覺主要分為物理環境和社會環境兩大類，其中物理環境包括周遭空間，如房間布置、家具擺放位置影響我們舒適感及心理狀態的程度，另外包括光線對我們的心臟及睡眠節律的影響，還有噪音是否影響做事情的專注力，另外氣味也會觸發情感反應和記憶。試想一下，當你走進一個光線明亮、整齊有序的房間，你會感到心情愉快、精神舒暢；相反地，走進一個雜亂無章、光線昏暗的房間，心情往往會變得沉重和煩躁。

社會環境則包括人際關係和社會支持。人際關係的互動對情緒有著直接影響。當我們感受到來自家人、朋友和同事的支持時，會感到安心和快樂；而當人際關係緊張或缺乏支持時，則容易感到孤獨和壓力重重。

社會文化的影響也不容忽視。在一個重視個人成就和競爭的文化中，人們可能會感到壓力山大，擔心自己不夠好；而在一個提倡合作和互助的文化中，人們則會感到更多的支持和安全感。

透過提高對物理和社會環境因素的敏銳度，我們可以做出相應的調整，以提升情緒管理能力、改善專注力和工作效率、增強身心健康，並促進人際關係。這些努力將最終有助於我們實現更高的生活品質和整體幸福感。透過這種全面的自我察覺，我們不僅能夠增強對自身的理解，還能更有效地與他人和環境互動，從而在日常生活中創造更多的和諧與平衡。自我察覺的培養是一個持續的過程，它要求我們不斷地實踐和反思，最終達到更高層次的自我理解和生活滿足感。

運用心情溫度計（BSRS-5、身心壓力反應量表）

在當代社會，心理健康已經成為我們不可忽視的一部分。對於忙碌的現代人來說，能夠迅速且有效地了解自己的心理狀態是非常重要的。心情溫度計，包括簡式健康量表（BSRS-5）和身心壓力反應量表，就是為此而設計的工具，旨在幫助個體迅速掌握自身的心理健康狀況。

一、心情溫度計的作用

心情溫度計不僅僅是一種心理評估工具，它還是一種能夠讓我們及時了解自己心理需求的日常實踐工具。透過簡單的問題回答，這些量表能夠迅速揭示出個人可能面臨的心理壓力或症狀，並指導我們尋求適當的心理衛生服務。只需定期（如每月一次）填寫這些量表，記錄自己的分數，並注意任何顯著的變化或趨勢。如果發現某些問題的分數有所上升，這可能是需要尋求進一步心理諮詢或支持的信號。此外，這些量表也可以作為與心理健康專業人士交流的基礎，幫助他們更好地了解需求，並提供針對性的建議或治療。

二、簡式健康量表（BSRS-5）

BSRS-5是一種簡潔的篩檢工具，通常包括五個問題，涵蓋焦慮、憂鬱等心理症狀。這些問題都是關於過去一週內的心理感受，用戶需要根據自身經歷對每個問題進行評分。BSRS-5的設計使其非常適合在社區大規模調查中使用，因為它既快速又具有良好的信效度，能夠有效地篩檢出需要進一步心理健康服務的個體。

BSRS-5量表

	完全沒有	輕微	中等程度	厲害	非常厲害
1. 睡眠困難	0	1	2	3	4
2. 感覺緊張不安	0	1	2	3	4
3. 覺得容易苦惱或動怒	0	1	2	3	4
4. 感覺憂鬱心情低落	0	1	2	3	4
5. 覺得比不上別人	0	1	2	3	4
6. 有過自殺的念頭	0	1	2	3	4

總分計算

- 總分範圍：0～20分
- 評估標準：
  0～5分：正常範圍
  6～9分：輕度，宜做壓力管理，情緒紓解
  10～14分：中度，宜做專業諮詢
  15～20分：重度，由精神科診療
- 第六題（有無自殺意念）單項評分：本題為附加題，本題評分為2分以上（中等程度）時，即建議尋求專業輔導或精神科治療。

三、身心壓力反應量表

身心壓力反應量表是一個更全面的健康評估工具，它包括32個問題，涵蓋情緒健康、行為表現、感受和生理健康領域。這個量表不僅幫助個體了解自己的心理狀態，還能夠追蹤健康的長期變化，從而發現那些可能需要專業幫助的問題區域。搭配定期填寫量表記錄分數，如果有發現某些問題的分數有所上升，就需要特別注意，建議進一步尋求心理諮詢或醫療協助。

身心壓力反應量表

一、情緒上感受：這一個月以來	一直	經常	偶爾	很少	沒有
1. 你覺得心浮氣躁，不容易定下心	5	4	3	2	1
2. 感覺容易發脾氣或比較沒耐性	5	4	3	2	1
3. 你覺得生活上的某些問題，例如：工作、學業、財務、人際、家務等做不好，沒辦法好好應付或處理而有挫折的感覺	5	4	3	2	1
4. 覺得情緒低落、沮喪、鬱卒或憂鬱失志(台語)的情形	5	4	3	2	1
5. 和別人相處起來有些困難，不輕鬆；或容易為小事發火，覺得別人好似喜歡找你麻煩	5	4	3	2	1
6. 覺得容易緊張、不安，或者有莫名的害怕(或恐懼)的感覺	5	4	3	2	1
7. 有衝動想要逃離現有一切的感覺	5	4	3	2	1
8. 會覺得有「不知事情會變得如何」的感受	5	4	3	2	1

加總總分：

換算總分〔（加總總分×20）÷8〕＝

二、行為上表現：這一個月以來	一直	經常	偶爾	很少	沒有
9. 有坐立不安(站也不是、坐也不是)的情形	5	4	3	2	1
10. 覺得自己不太想與人接觸，變得有些退縮了	5	4	3	2	1
11. 原本不抽菸或不喝酒，而開始嘗試抽菸或喝酒或者抽菸量、喝酒次數增加了	5	4	3	2	1
12. 做事容易衝動，比較不會考慮可能的不良後果	5	4	3	2	1
13. 覺得做事提不起精神、沒有興趣，變得懶散	5	4	3	2	1
14. 早上醒來，有不想起床的感覺	5	4	3	2	1
15. 出門前，總覺得不想出去做應該要做的事	5	4	3	2	1
16. 生活秩序或生活常規亂了，有失去控制的感覺	5	4	3	2	1

加總總分：

換算總分〔（加總總分×20）÷8〕＝

三、思考上感受：這一個月以來	一直	經常	偶爾	很少	沒有
17. 覺得記性差，容易忘東忘西	5	4	3	2	1
18. 覺得自己的思緒雜亂，有胡思亂想的情形	5	4	3	2	1
19. 覺得注意力不容易集中，做事容易分心	5	4	3	2	1
20. 認為自己做事不像以前那麼有效率了	5	4	3	2	1
21. 對自己較沒有信心，擔心事情做不好	5	4	3	2	1
22. 覺得洩氣，不想做事	5	4	3	2	1
23. 有人說您說話表達不清楚、說不到重點或是顛三倒四的情形	5	4	3	2	1
24. 覺得前途茫茫，不知未來會如何	5	4	3	2	1

加總總分：

換算總分〔（加總總分×20）÷8〕＝

四、身體上不適：這一個月以來	一直	經常	偶爾	很少	沒有
25. 睡不好覺或沒有睡夠的感覺	5	4	3	2	1
26. 胃口變差、食欲不好，或胃口出奇的好，用過餐後還一直想吃	5	4	3	2	1
27. 容易冒冷汗或手心出汗	5	4	3	2	1
28. 有腸胃不適，如腹瀉、便秘、口乾舌燥、頻尿、脹氣、打嗝的情形	5	4	3	2	1
29. 心跳快、心悸，喘不過氣覺得胸口悶的情形	5	4	3	2	1
30. 有手腳冰冷、發熱、發麻或眼睛乾澀、視力模糊的感覺	5	4	3	2	1
31. 身體覺得容易疲累	5	4	3	2	1
32. 覺得身體有酸痛(如頭痛、脖子酸、肩膀酸痛、手腳肌肉酸痛等)的感覺	5	4	3	2	1

加總總分：

換算總分〔（加總總分×20）÷8〕＝

最終總分：一到四的換算總分加總 ÷4＝

總分計算

- 總分範圍：20～100分
- 評估標準：

  ≦40分：請常保持在此水準
  41～50分：輕度壓力
  51～60分：中度壓力
  61～70分：中重度壓力
  71～80分：重度壓力
  ＞80分：極重度壓力

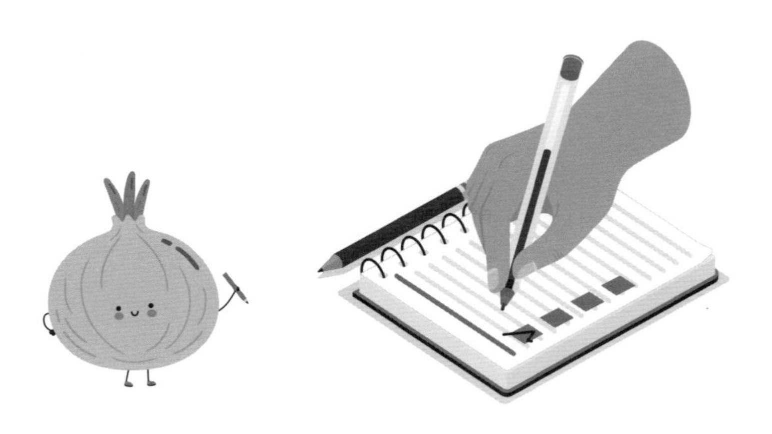

自我察覺的實踐與技巧

提升自我察覺是一個持續的過程，涉及到各種心理和身體的練習，旨在幫助個體更深入地理解自己的內在世界。以下是一些具體而詳細的練習方法，這些方法將指導讀者逐步建立和增強自我察覺的能力。

一、冥想察覺

冥想是培養自我察覺的一個核心練習，它有助於平靜心智，集中注意力，並增強對當下感受的覺察。透過冥想，我們可以學會如何在繁忙的日常生活中找到內心的平靜，並提升對自身情緒和身體狀態的敏感度。

實踐步驟：

⑴準備：找一個安靜的地方坐下，保持身體舒適。你可以選擇盤腿坐在地上，或者坐在椅子上，雙腳平放在地面上。雙手自然放在膝蓋上，放鬆身體。

⑵集中注意力：輕輕閉上眼睛，開始關注你的呼吸。感受空氣進入你的鼻孔，穿過氣道，進入肺部，再從肺部排出。不要刻意改變呼吸的節奏，只需自然地觀察。

⑶導引注意力：當你發現你的心智開始漂移，出現各種想法或分心時，不要批評或責備自己。輕輕地注意到這些想法的存在，然後溫柔地將你的注意力引導回到呼吸上。這是一個自然的過程，心智會不斷漂移，重要的是不斷把注意力拉回來。

⑷持續練習：持續這種練習五至十分鐘。隨著時間的推移，你可以逐漸延長練習時間，從十分鐘增加到二十分鐘甚至更長。每天堅持這樣的練習，會讓你發現自己變得更平靜，更能集中注意力，也更能覺察到內在的情感和身體感受。

二、身體掃描練習

身體掃描練習有助於增強對身體各部分的覺察，特別是那些通常不易察覺的緊張或放鬆的部分。這個練習可以幫助我們更深入地了解自己的身體狀態，並且及時發現和處理身體的異常情況。

實踐步驟：

⑴開始位置：找一個安靜的環境，躺下來，閉上眼睛。確保你的身體處於舒適的姿勢，可以躺在床上或瑜伽墊上，雙臂自然放在身體兩側。

⑵呼吸：深呼吸幾次，讓自己放鬆下來。感受空氣進入你的肺部，然後慢慢地呼出。每次呼吸時，試著讓你的身體變得更加放鬆。

⑶掃描開始：從腳趾開始，將注意力放在這部分。仔細感受腳趾的存在，注意任何的感覺，如溫暖、涼爽、緊繃或疼痛。不要試圖改變這些感覺，只需觀察和接受它們。

(4)逐步移動：慢慢地將你的注意力向上移動到腳踝、小腿、膝蓋、大腿。每到一個部位，都停留片刻，仔細感受這部分的狀態。繼續這樣逐步移動，經過臀部、腹部、胸部、肩膀、手臂、手指、頸部，直到頭頂。過程中保持平穩的呼吸，讓每一部分身體都能被仔細觀察和覺察。

(5)結束：在完成身體掃描後，讓整個身體放鬆下來，再次進行幾次深呼吸。慢慢地感受身體與地面的接觸，然後輕輕睜開眼睛，回到當下的環境。

三、五感練習

透過五感的練習，你可以更好地與當下環境連接，這有助於減少對過去或未來的焦慮。

實踐步驟：

選擇場所：找一個你感到舒適的地方坐下。

(1)視覺：觀察你所在的環境，注意觀察色彩、形狀和運動。

(2)聽覺：聆聽周圍的聲音，無論是遠處的噪音還是近處的細微聲響。

(3)嗅覺：注意到空氣中的各種氣味，無論是花香還是食物的味道。

(4)味覺：如果可能的話，嘗試品嚐一些東西，注意味道的層次。

(5)觸覺：觸摸周圍的物體，感受其質地和溫度。

四、S.T.O.P. 技巧

這是一個簡單但強大的正念技巧，可以幫助你在壓力或焦慮時迅速回到當下。

實踐步驟：

(1) Stop（停止）：當你感到壓力或焦慮時，立即停止你正在做的事情。

(2) Take a breath（深呼吸）：深深地吸一口氣，然後慢慢呼出，幫助你的身體放鬆。

(3) Observe（觀察）：注意自己此刻的身體感受、情緒和周圍環境。思考是什麼觸發了你的壓力或焦慮。

(4) Proceed（繼續）：帶著新的覺察和放鬆的心態，緩慢地回到你的活動中。

五、藝術表達

藝術表達，如繪畫、寫作或音樂，可以作為一種強大的自我探索和表達工具，幫助你探索並表達那些難以用言語描述的情感和想法。

實踐步驟：

⑴定期從事藝術活動，不論是繪畫、塑造、寫詩還是作曲。
⑵專注於表達你的內心感受和體驗，而不是作品的藝術品質。
⑶反思創作過程中的感受和思考。

六、自我反省冥想

這種冥想專注於內心的探索和反思，有助於深入理解個人的內在動機和情感。

實踐方法：

⑴在一個安靜的環境中坐下，開始正常的呼吸。

⑵隨著每次呼吸，問自己一個深入的問題，如「我現在的情緒是由什麼引起的？」

⑶接受任何浮現的感受或思緒，不加評判地觀察它們。

透過這些詳細的步驟和方法，你將能夠在日常生活中逐步提升自我察覺，更好地管理自己的情緒和行為，並有效地提升生活品質。這些技巧不僅有助於個人成長，也能改善人際關係，讓你在生活中更加自信和從容。

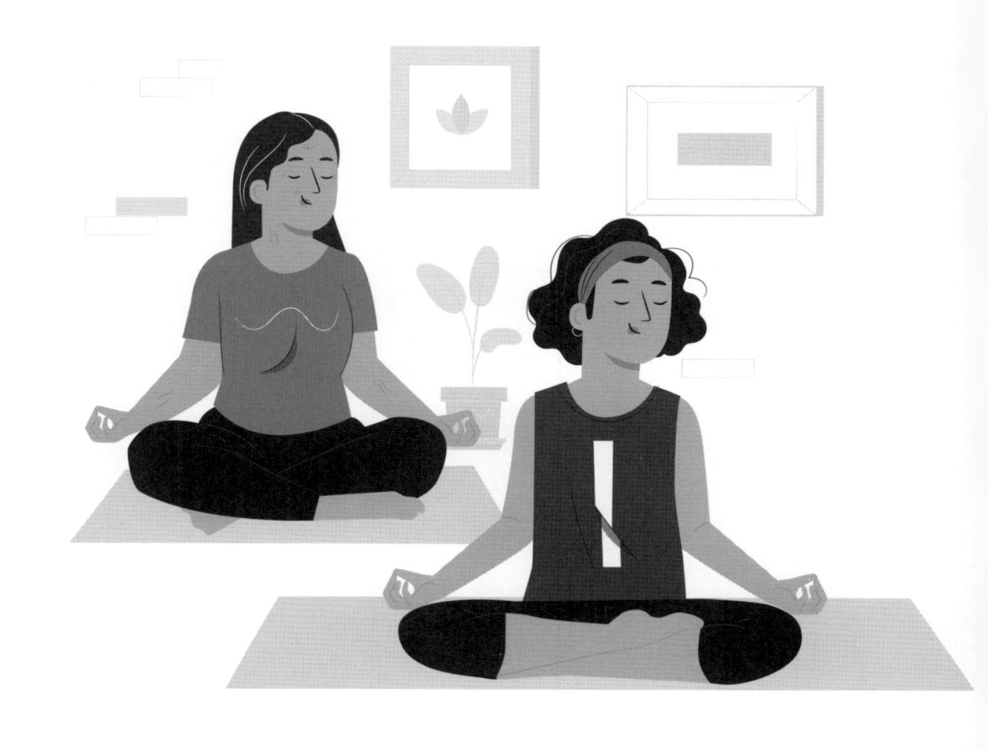

Chapter 3

101 自我察覺，解放焦慮

Chapter 4

建立健康的生活方式

能睡、能吃、能動、能笑，看似簡單卻不容易

多年門診經驗中發現，許多人正面臨房貸壓力、生意不好、工作沒有成就感、夫妻感情失和、沒有足夠的錢養育小孩或人際溝通衝突等情況而感到焦慮及痛苦，龐大的負面情緒也讓我們經常忽視了身心健康的平衡，而年長者則容易因身體健康狀況、獨居等，更容易感到焦慮與憂鬱。

一年前，有一對年輕夫妻一起來門診諮詢時，兩個人看起來很累都沒有笑容。

「醫師，我們覺得好累，無力感愈來愈多。」先生率先開口。

一問之下才知道，新婚沒多久後，孩子也出生了，加上原本的房貸，突然發現資金周轉愈來

愈沒有空間，焦慮感也使得夫妻漸漸沒有喘息空間，總是跟彼此說「再撐一下就會變得更好的」，結果好景不常又碰上疫情，家庭收入銳減又長期被困在家中，導致身心俱疲。

但當下看到他們夫妻願意來諮詢我是很欣慰的，因為若是再晚點來，這個家一定會有人先撐不住倒下了。

上面的案例在門診中時常發生，其實當一個人焦慮久了，睡也睡不好，吃也沒食欲，又怎麼有能量支撐每日生活跟開懷大笑呢？

除了開些緩解焦慮與幫助睡眠的處方外，其實這類的案例，我更注重輔導他們回歸到正常作息，一但找回並長期回歸正常作息後，焦慮與憂鬱感都會大幅降低，原本過不去的人生關卡，也會慢慢能輕鬆看待，其實人的韌性是很強大的，如果心理轉弱了，生理更需要照顧好，才能讓心理健康狀態更快速回穩。

身心健康是一個整體概念，涵蓋了身體健康和心理健康兩個重要方面，兩者之間有著密切的相互關係，並且彼此影響，不能單獨考量。世界衛生組織（WHO）對健康的定義指出：「健康是一種身體上、精神上和社會上的完全安寧狀態，而不僅僅是沒有疾病或體能缺陷。」

本章將討論以下議題：

★探討身體健康和心理健康之間的關係

★維持身心健康的四根柱子

★身心健康自我評量表

身心健康與焦慮症

今年60歲的王先生一年前經歷了一次心肌梗塞，幸運的是，他及時獲得了治療，病情穩定下來。退休後開始對自己的健康狀況過度擔心，經常出現心跳加快和胸悶的症狀。他害怕再次發生心肌梗塞，這種恐懼使他不敢進行任何體力活動。後來到診所就醫評估，診斷王先生患有焦慮症，讓他的日常生活受到嚴重限制，平常也不敢外出跟朋友聚會，甚至連簡單的散步也能避就避，導致社交生活幾乎停滯，更加重他的心理壓力。

另外一位在公司擔任業務經理的李先生，今年50歲，平常的工作壓力相當大，而且需要經常加班。最近持續感到莫名的焦慮，還經常因為小事而煩躁不安。後來李先生開始出現胸悶、心悸和高血壓的症狀，讓他無法全心投入工作，常常需要休息或請病假，嚴重影響職場表現。後到醫院檢查發現他患有早期的心血管疾病。除透過藥物治療，醫師建議他尋求精神科醫師協助處理焦慮症問題，經過診斷評估李先生患有廣泛性焦慮症，也是因為長期的焦慮情緒導致了他的高血壓和心血管問題持續失控。

從這二個案例來看，身體健康和心理健康密不可分，兩者之間相互影響、相互作用，不能單獨看待，也是每個人都應該重視的課題。建議透過均衡飲食、適度運動、正確管理壓力、建立健康生活習慣和尋求專業幫助，我們可以實現真正的身心健康，享受更高品質的生活。

章魚性格恐引發焦慮症

除了身心健康與焦慮症有密切的關係外，根據研究也顯示，性格特質在焦慮症的發展中扮演著重要角色。性格是指個人在思想、情感和行為上的穩定特徵，它對於焦慮症的敏感性具有一定的影響，其中我們最常聽到的就是神經質（Neuroticism）、完美性格（Perfectionism）等，今天我們再來介紹一個大家比較少聽到的「章魚性格」。

一個人明明只有兩隻手，卻有人不自主地把自己活的像八爪章魚一樣，大事、小事都要干涉，家裡、公司都要掌控，小心可能是具有「章魚性格」。

「章魚性格」的人對別人或事情的掌控性強，身心容易耗竭；若沒有適當調整做事方法或心態，長期恐造成自律神經失調，引發失眠或焦慮症。

案例：

一名40歲職業婦女王小姐，主訴自己每天忙得要死，對公司同事及家人都很關心，但最近同事聚餐都不找她，有被排擠的感覺，老公不但不體諒，還說是自己活該，連讀國中的兒子也不太跟她講話，讓她頓時覺得家庭、工作二頭空，每天失眠、焦慮，還因為胸悶、全身酸痛到醫院檢查，卻查不出問題，讓她相當困擾。經診斷評估王小姐，具有明顯「章魚性格」卻不自知，長期過度介入旁人的生活引起反彈，最後事情不如她預期，事情無法掌控而引發焦慮症發作。

「章魚性格」的個案以女性居多，尤其是「媽媽級」的人，人格類型偏A型性格，凡事追求完美、做事積極快速，加上對事情很敏感，做事有點神經質。臨床上常見親子衝突中的媽媽，對孩子有很強的控制欲，擔心課業、交友，還會強迫孩子參加各種才藝課程；一旦孩子不順從，就感覺胸口悶、睡不著，最後覺得全身不舒服，就醫檢查卻沒有疾病。

具有章魚性格的人，在工作上也會從早忙到晚，管上司的決策、也管下屬的穿衣風格；在家則會管小的也管老的，讓別人覺得她的生活過得很充實。然而，過度的關心也容易造成人際上的疏離，在公司有問題老闆不想問她，有聚會時下屬不願找她；在家裡老公懶得跟她分享心事，小孩也嫌她很煩，最後自律神經繃出問題，覺得全身都不對勁，導致焦慮和失眠。

章魚性格者通常不自知，總是等到事事不如自己預期，才會發現身體不舒服而就醫。長期沒有調整的話，很容易造成失眠及焦慮症狀，最後損及腦健康力。若想知道自己是不是有章魚性格的人，可以到精神科門診接受性格測驗。若目前正飽受自律神經失調或已經有焦慮及失眠症狀的章魚性格者，也可以透過心理會談釐清困擾自己的癥結，學習放鬆技巧及適度放手的方法！

維持身心健康的四根柱子：四能概念

身心健康是現代生活中人們追求的重要目標，我常常在媒體提出「四能」概念，也就是「能睡、能吃、能運動、能多笑」，這也是維持身心健康的重要四根柱子。透過養成這四種健康習慣，我們可以有效地遠離焦慮症問題。

一、能睡：良好的睡眠習慣

良好的睡眠對於身心健康至關重要。睡眠不足或品質差會影響我們的情緒、認知能力和身體機能，長期睡眠問題甚至會導致焦慮症。因此，建立良好的睡眠習慣是保持心理健康的第一步。以下是我提出的健康睡眠守則：

(1)建立固定的就寢時間和起床時間。

(2)午睡不要超過60分鐘。

(3)睡前4小時避免飲酒及禁止抽菸，也可以限制飲水的量，免得半夜起來尿尿，要再睡卻睡不著。
(4)睡前6小時避免咖啡因類飲食。
(5)睡前4小時避免吃重口味，辛辣或含糖食物。
(6)定期維持運動，但記得睡前不要運動。
(7)找到適合自己舒適的寢具用品。
(8)設定舒適的睡眠溫度設定，並保持房間通風良好。
(9)控制臥室的噪音與光線。
(10)避免將臥室作為工作或其他活動的場所。

二、能吃：健康的飲食習慣

以下是舒緩情緒的三種神經傳導物質，建議可以進一步從日常飲食中，正確補充營養素。

1. **血清素**

血清素前驅體為「色胺酸」，可以透過鮮奶、香蕉、全穀類、含有Omega-3的魚類、堅果，高纖維的深綠色蔬菜來取得。此種飲食型態如同美國提出的「麥得飲食」（Mind Diet），有益腦力發展。

2. **多巴胺**

多巴胺是相當重要的神經傳遞物質，因人體無法自行製造，可從低脂奶製品、芝麻、南瓜子、豆類等食物裡面，攝取含有多巴胺的原料——酪胺酸。多巴胺是一種胺基酸，而蛋白質及胺基酸是製造「情緒荷爾蒙」的原料，和安定情緒有關，可多吃香蕉、瘦肉及牛奶等富含胺基酸的食物。由於多巴胺容易氧化，因此攝取抗氧化食物也有幫助，像含有胡蘿蔔素或類胡蘿蔔素，包括綠花椰菜和甜菜等。

3. **新腎上腺素**

要促進新腎上腺素分泌，推薦的「情緒保養品」為深海魚油，可以改善憂鬱及焦慮情緒。每日攝取Omega-3脂肪酸，可以減緩焦慮、睡眠問題、沮喪以及自殺傾向等憂鬱症狀，代表這種脂肪酸對於維持腦部的正常功能有重要作用。

另外，巧克力的成分可可中含有苯乙胺，可增加新腎上腺素，純度愈高的可可愈好，並且不要添加多餘的糖分，同時可促進腦內啡合成，會讓人比較淡定愉悅。

若從飲食調理，一般約需3到6個月可逐步改善，若有嚴重的憂鬱或焦慮症狀，則需搭配服藥治療，有助於穩定身心。

三、能運動：適度的體力活動

適度的運動可以分泌血清素、多巴胺、腦內啡等，有助於改善焦慮症狀，建議可以簡單的333運動培養，也就是每週運動3次，每次30分鐘，並達到每分鐘心跳130下，快走、慢跑、打球、騎腳踏車、跳舞等中度有氧運動都是很好的選擇，也可以利用日常機會增加活動量，如步行上下班等，目前也鼓勵超慢跑。

四、能多笑：保持愉快心情

笑是保持心理健康的良藥。研究表明，笑可以減少壓力荷爾蒙，增強免疫系統，提升整體幸福感。能多笑，意味著能夠以積極的心態面對生活挑戰，減少焦慮和負面情緒的影響。可以試著對著鏡子咬筆或筷子，使嘴巴呈現U字型曲線，根據神經心理學研究顯示，這樣能刺激腦部形成腦內啡，使人心情愉悅，至少提升20%的作用。另外也可以多與家人和朋友共度時光，分享快樂和笑聲。

四能概念——能睡、能吃、能運動、能多笑，是維持身心健康的四根柱子。透過養成這些健康習慣，我們可以有效地提升生活品質，遠離焦慮症等心理健康問題。每一個人都可以從日常生活中開始，逐步實現這四能，最終達到身心健康的目標，享受更加愉快和充實的人生。

身心健康自我評量表

1. **評估自身狀況**
根據各項目評估自己的狀況，並在相應的評分範圍內選擇得分。

2. **計算總分**
將所有項目的得分相加，得到總分。

3. **解讀結果**
根據總分對照健康評估標準，了解自己的健康狀況。

4. **制定改進計畫**
根據評估結果，針對薄弱環節制定具體的改進計畫，並定期進行自我評估，追蹤進展。

	項目	評估內容	分數範圍	評分標準
身體健康	體重指數（BMI）	＜18.5 18.5～24.9 25～29.9 ≧30	1～4分	1分：<18.5 2分：18.5-24.9 3分：25-29.9 4分：≧30
	血壓	正常 高血壓前期 高血壓1期 高血壓2期	1～4分	1分：正常（＜120／80） 2分：高血壓前期（120～139／80～89） 3分：高血壓1期（140～159／90～99） 4分：高血壓2期（≧160／100）
	心率（BPM）	＜60 60～100 100～120 ＞120	1～4分	1分：＜60 2分：60～100 3分：100-120 4分：＞120
心理健康	壓力水準	無壓力 輕度壓力 中度壓力 高度壓力	1～4分	1分：無壓力 2分：輕度壓力 3分：中度壓力 4分：高度壓力
	情緒狀態	穩定 偶爾波動 經常波動 長期不穩定	1～4分	1分：穩定 2分：偶爾波動 3分：經常波動 4分：長期不穩定
	睡眠品質	很好 良好 一般 差	1～4分	1分：很好（7～9小時，無夜醒） 2分：良好（7～9小時，偶爾夜醒） 3分：一般（6～7小時，經常夜醒） 4分：差（＜6小時，頻繁夜醒）

項目		評估內容	分數範圍	評分標準
社交支持	家庭支持	很強 強 一般 弱	1～4分	1分：很強　2分：強 3分：一般　4分：弱
	朋友支持	很強 強 一般 弱	1～4分	1分：很強　2分：強 3分：一般　4分：弱
	社交活動參與	經常 偶爾 很少 從不	1～4分	1分：經常　2分：偶爾 3分：很少　4分：從不

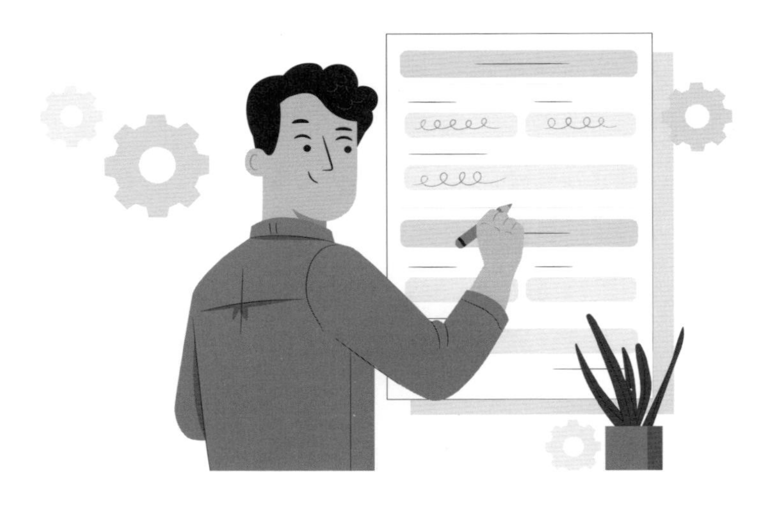

	項目	評估內容	分數範圍	評分標準
生活習慣	飲食均衡	很好 良好 一般 差	1～4分	1分：很好（每天均衡飲食，蔬果充足） 2分：良好（大多均衡飲食） 3分：一般（偶爾均衡飲食） 4分：差（不均衡飲食）
	運動頻率	每天 每週數次 每週一次 很少或不運動	1～4分	1分：每天 2分：每週數次 3分：每週一次 4分：很少或不運動
	吸菸和飲酒	從不 偶爾 經常 頻繁	1～4分	1分：從不 2分：偶爾 3分：經常 4分：頻繁

總分計算

- 總分範圍：12～48分
- 健康評估標準：

  12～20分：健康狀況良好

  21～30分：健康狀況一般，需注意改善

  31～40分：健康狀況較差，建議積極改進

  41～48分：健康狀況很差，建議尋求專業幫助

Chapter 5

專注在當下的事物

高度緊張與焦慮，是大腦忘記如何自我控制

「啪！沒了！」小陳心想，完蛋了！站在台上，看著台下長官一雙雙眼睛死盯著他，突然間腦袋一片空白。報告內容怎麼都想不起來，愈想擠出些什麼話，卻愈是結巴，冷汗直冒。

另一邊，小美躺在床上輾轉反側。明天要交的企畫案她已經修改了無數遍，還是覺得不夠完美。**「如果沒弄好怎麼辦？」**這個念頭反覆在她腦海裡盤旋，讓她一整晚都無法入睡。

大偉則每天都在焦慮的漩渦中掙扎。他總是在做決定前反覆思考，擔心會後悔。**「這個決定這樣好嗎？如果錯了怎麼辦？」**大偉對著自己的電腦螢幕自言自語，手指不停地在桌上敲打著，似乎想要敲出一個答案來。

焦慮、高壓、超載的大腦，這些情況你是否常常發生？像是上台報告時忘記內容、被主管指責時呆若木雞，或者每天都被同樣的問題困擾，這些都是大腦常見的現象。但為什麼有些人可以快速反應過來，有些人卻會被事件困住呢？

首先，除了個人的心理素質和應對機制能起到了關鍵作用外，專注力訓練也扮演著至關重要的角色，專注力訓練包括正念冥想、深呼吸練習以及漸進性肌肉放鬆等技巧，這些方法能夠幫助我們提高專注力，減少分心，並且增強對壓力和焦慮的抵抗力。

專注力訓練也能讓你具備較強的情緒管理能力，能夠在壓力下保持冷靜，並採取有效的應對策略。

大腦其實可以透過不同面向的訓練，讓自己在當下專注於正確的地方和情感調節。比如，上台時不再專注於別人眼神帶來的壓力，與人進行高壓對談時，也能更冷靜地專注於當下的判斷。甚至在面對每天會導致自己焦慮的事件時，也能學會找出盲點或轉移注意力。

透過專注力練習訓練大腦，我們可以逐漸改善自己的反應能力，不再被焦慮和壓力所困擾，讓大腦恢復自我控制的能力，從而在面對挑戰時更加從容、自信。

本章節將會告訴你專注力訓練的重要性，並提供提高專注力的技巧和練習，透過培養專注力，可以減少分心和擔憂，更好地享受當下的生活。

以下我們先來搶先看一下本章會談到的內容：

★焦慮症與專注力的關係
★專注力訓練的重要性
★提升專注力的技巧
★專注力訓練方法

焦慮症與專注力的關係

前面的章節我們有提到，焦慮的情緒不僅影響心理狀態，還會透過一系列生理反應對身體產生影響。當人處於焦慮狀態時，體內的壓力荷爾蒙——皮質醇（Cortisol）水準會顯著升高。高濃度的皮質醇會對心血管系統、免疫系統以及消化系統造成負面影響，進而引發身體上的不適和疾病。

此外，焦慮症還會導致心率加快、呼吸急促、肌肉緊張和胃腸功能紊亂等生理症狀。這些症狀進一步加重了焦慮感，使個體陷入一個惡性循環：愈焦慮，身體反應愈強烈，專注力愈差，進而引發更多的焦慮。因此，焦慮症與專注力之間存在著緊密的關聯，而這種關聯主要是透過大腦功能分布來影響專注力，進而導致身體焦慮及壓力的產生。

一、大腦功能分布與專注力

大腦是我們情緒和行為的控制中心，其不同區域分別負責不同的功能。專注力主要由前額葉皮質（Prefrontal Cortex）負責，而情緒反應則主要由邊緣系統（Limbic System）控制，特別是杏仁核（Amygdala）。當個體處於焦慮狀態時，杏仁核會變得過度活躍，進而影響前額葉皮質的正常運作。

研究顯示，焦慮症患者的前額葉皮質活動通常減弱，而杏仁核活動則增強。這種失衡會導致專注力下降，因為前額葉皮質無法有效地處理和過濾外界訊息。簡而言之，焦慮會使大腦處於一種「戰鬥或逃跑」的狀態，讓人難以集中注意力在當前的任務上。

二、過度焦慮影響生活與工作

小美（化名）在一家金融企業擔任數據分析師，工作需要高度的專注力和精確度，幾個月前她常常在工作中感到無法集中注意力，心思總是飄忽不定，甚至在簡單的數據分析中也頻頻出錯，差點讓公司賠錢！這種情況讓她感到極度壓力，擔心自己無法勝任工作，甚至因此失去工作。之後每天都處於高度緊張的狀態，晚上睡眠品質極差，早上醒來時常感到疲憊不堪。後來到診所看診，透過科學化的檢測，確認罹患了焦慮症。

三、「知覺測驗」：科學化專注力檢查工具

目前專注力的量表有很多種類，但這些自我評測表大多非常主觀，還是需要依靠「連續性腦力功能檢測」（Continuous Performance Test），也稱「知覺測驗」，用科學的方式去佐證才能真正對症下藥。

「連續性腦力功能檢測」是一種透過電腦軟體技術測試，用於評估患者的注意力、反應時間、反應正確率等指標，並且可以檢測出腦霧的存在，該測試已經被廣泛應用於診斷和監測腦部疾病，包括精神疾病、認知障礙及腦損傷等，CPT可以在診所或醫院等地方進行，測試時間通常在15分鐘到30分鐘之間。

對於CPT測驗出現異常的患者，若檢測結果為「不穩定」等級者（指數30～69），可以建議先調整生活作息，並保持充足的睡眠和適當的運動，減少壓力和焦慮來源，有助提高注意力和認知能力。若比較嚴重的異常（指數大於70）患者，就會建議進行心理治療與藥物治療，透過認知行為治療及心理諮商，幫助患者控制和管理自己的行為模式，必要時可以搭配藥物和營養補充品，增加腦部神經傳導物質的濃度，從而提高患者的注意力和認知能力。

專注力訓練的重要性

焦慮症與專注力的關係密切，而專注力訓練不僅能幫助我們在焦慮中找到一片安靜的心靈綠洲，還能在工作和生活中帶來許多好處。接下來，我們將深入探討專注力訓練的重要性。

一、提高工作效率

想像一下，你是一位如小美一樣的數據分析師，每天面對成堆的數據。如果專注力不足，錯誤和疏漏就像幽靈一樣時不時出現，影響工作表現。透過專注力訓練，可以顯著提高工作效率。專注力的提升能幫助我們更快地完成任務，減少錯誤，從而提高整體工作效率。

二、改善學習效果

對學生來說當學習壓力大的時候，專注力就像一把打開知識大門的鑰匙。若我們能集中注意力在學習上，理解和記憶知識的效果會顯著提高。舉例來說，一位高中生在專注力訓練後發現，他在做數學題時不再容易分心，成績也因此大幅提升。

三、減少壓力和焦慮

正如前面提到的，焦慮會影響專注力，但反過來，專注力訓練也能幫助減少壓力和焦慮。當我們能更好地集中注意力時，我們的心靈會變得更加平靜，壓力水準自然會下降。例如，一位職場媽媽在學習了專注力訓練技巧後，發現自己在工作和家庭生活中都能保持更好的平衡，心情也愉快了許多。

四、增強自我控制

專注力訓練還能幫助我們增強自我控制能力。當我們能更好地控制自己的注意力，我們也能更好地管理自己的情緒和行為。這對於處理日常挑戰和壓力特別有幫助。有很多上班族在經過專注力訓練後，不會再因為同事的小事而暴躁，工作氛圍也變得更加和諧。

五、提升生活品質

最後，專注力訓練能提升我們的生活品質。當我們能集中注意力在當下的每一刻，我們會發現生活中的美好變得更加清晰。我們會更享受與家人朋友的時光，對自己的健康也會更加重視。過去就有一位退休老人透過專注力訓練，發現自己在閱讀和園藝中找到了新的樂趣，生活也因此變得更加豐富多彩。

工具／方法	說明	具體做法	預計時間	建議頻率	改善成效
番茄鐘工作法	將工作時間分為25分鐘的專注時間和5分鐘的休息時間。	使用計時器或番茄鐘應用設置25分鐘的專注時間，完成後休息5分鐘。	25分鐘專注＋5分鐘休息	每天多次	提高工作效率，減少分心。
兩分鐘法則	遇到可以在兩分鐘內完成的任務立即處理。	當遇到一個任務時，如果可以在兩分鐘內完成，就立即去做。	2分鐘	持續進行	避免任務積壓，提高工作效率。
專念冥想	專注於當下的呼吸或身體感覺，訓練心智專注能力。	每天花10～20分鐘進行全心全意地專注冥想，專注於呼吸，觀察自己的想法和感受。	10～20分鐘	每天	提高情緒穩定性、減少焦慮和壓力。

工具／方法	說明	具體做法	預計時間	建議頻率	改善成效
視覺化冥想	閉上眼睛，想像自己在一個放鬆的地方，如海灘或森林，專注於感官體驗。	每天花10～15分鐘進行視覺化練習，沉浸在放鬆的環境中。	10～15分鐘	每天	提高專注力、減少壓力和焦慮。
工作環境優化	創造一個有助於專注的工作環境，減少干擾源。	清理工作桌面，確保周圍安靜，使用遮光窗簾或耳塞。	一次性設置	長期維持	減少環境干擾，提升專注能力。
例行事務	每天早晨按照固定的步驟開始一天的工作，建立高效工作習慣。	設立固定的早晨例行事項，如檢查郵件、制定當天計畫、進行30分鐘的專注工作。	30～60分鐘	每天	建立高效的工作習慣，提升專注力。

運用範例：可以多種組合去運用

小美是一名剛入職的設計師，工作壓力大，經常感到疲憊和情緒低落。她發現自己愈來愈難以專注於工作，常常感到沮喪和無助。小美的生活品質受到嚴重影響，於是她決定採取一系列簡單易行的專注力訓練方法來改善自己的情緒狀況。

一、專念冥想（Mindfulness Meditation）

小美每天早上會抽出10分鐘，坐在家裡的一個安靜角落，閉上眼睛，專注於自己的呼吸。她發現，每當她專注於呼吸時，腦海中的煩惱和壓力會漸漸消散。這樣的練習幫助她開始一天時更加平靜，能夠更好地應對工作中的挑戰。

二、**番茄鐘工作法**

在工作中，小美發現自己容易被各種干擾分心。為了解決這個問題，她開始使用番茄鐘工作法。她設置計時器為25分鐘，這段時間內專心致志地工作，然後休息5分鐘。在短暫而高效的工作時間內，她不僅提高了工作效率，還避免了長時間工作的疲勞感。

三、**身體掃描**

每天晚上睡前，小美會躺在床上，從頭到腳進行身體掃描。她仔細感受身體的每個部位，並嘗試放鬆那些緊張的地方。這種練習不僅幫助她減少了身體的緊張和壓力，還大大改善了她的睡眠品質。她感覺到自己每天都能充滿活力地醒來，情緒也隨之變好。

經過一段時間的實踐，小美發現自己的情緒狀況有了顯著改善。她能夠更好地應對工作壓力，減少了憂鬱和焦慮，提升了整體生活品質。她的專注力也有所提高，能夠更高效地完成工作任務，並在面對挑戰時保持冷靜和穩定。

專注力訓練沒這麼難，日常小遊戲就能有所幫助

以下是一些有趣的小遊戲和大腦訓練方法，這些方法簡單易行，可以幫助提升專注力。

小遊戲／訓練方法	說明	具體做法	預計時間	效果
記憶力遊戲	訓練記憶力和專注力的小遊戲。	使用記憶卡片，翻開並記住卡片的位置，配對相同圖案的卡片。	10～15分鐘	提高記憶力和專注力。
反向記憶遊戲	提升工作記憶和專注力的遊戲。	聽一系列數字或詞語，然後反向重複這些數字或詞語。	5～10分鐘	提升工作記憶和專注力。
數獨	益智遊戲，透過邏輯推理填滿數字。	在數獨遊戲中，填入數字使每行、每列和每個九宮格內不重複。	10～30分鐘	提升邏輯思維和專注力。
拼圖遊戲	訓練專注力和耐心的遊戲。	選擇一個適合自己難度的拼圖，專注於拼圖的過程。	15～30分鐘	提升專注力和耐心。

小遊戲／訓練方法	說明	具體做法	預計時間	效果
注意力訓練	訓練注意力的小遊戲。	在混亂的圖片中找出指定的物品或字母。	10～15分鐘	提高注意力和觀察力。
音樂遊戲	音樂與專注力訓練相結合的遊戲。	聽一段音樂，然後重複或模仿節奏和旋律。	10～15分鐘	提升聽覺專注力和記憶力。
反應速度遊戲	提高反應速度和專注力的遊戲。	使用手機應用程式或在線遊戲，測試並提升反應速度。	5～10分鐘	提高反應速度和專注力。

小遊戲／訓練方法	說明	具體做法	預計時間	效果
記憶矩陣	訓練視覺記憶和專注力的遊戲。	在短時間內記住一組圖形或數字的位置，然後在矩陣中找出它們。	10～15分鐘	提升視覺記憶和專注力。
專注呼吸練習	訓練專注力和放鬆的練習。	閉上眼睛，專注於自己的呼吸，每次呼吸時在心中默數1到10。	5～10分鐘	提升專注力和放鬆能力。
腦力運動	提高專注力和記憶力的腦力運動。	進行數學計算、詞語聯想或解決邏輯謎題。	10～20分鐘	提升專注力和思維能力。

這些小遊戲和大腦訓練方法不僅有趣，還能有效地提升專注力和記憶力。透過每天花幾分鐘進行這些訓練，你可以逐漸提高專注力，更高效地完成工作和學習任務，並在面對挑戰時保持冷靜和穩定。無論是記憶力遊戲、數獨還是專注呼吸練習，這些方法都能幫助你在輕鬆愉快的氛圍中提升專注力。

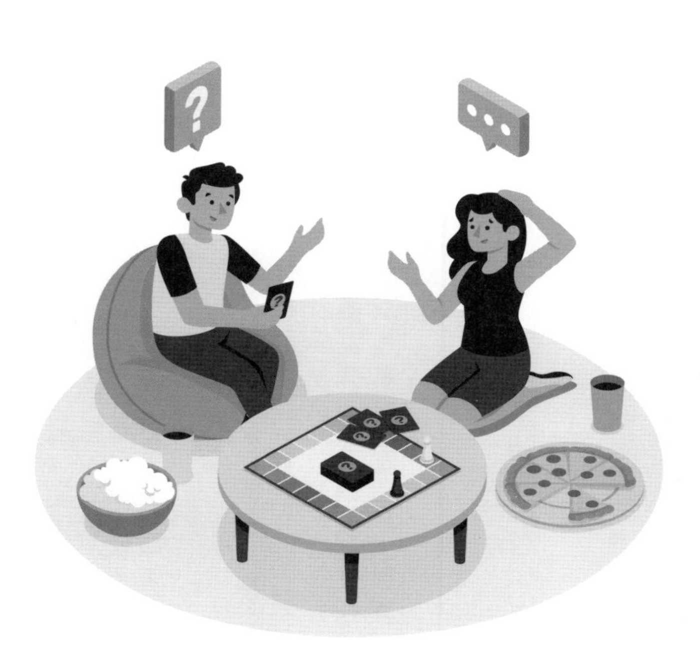

Chapter 6

建立小目標

跨出第一步總是最艱難，更別說習慣養成！

「張姐，我最近總是焦慮不安，生活壓力大到讓我喘不過氣來……」年輕媽媽雯雯遇到鄰居張姐，忍不住向她訴苦。

「怎麼啦？是老公都沒幫你分擔家務嗎？」張姐溫柔地說。

「也不是，就剛開始適應新生活，又跟公婆住在一起，大家習慣都不同，焦慮感一直上升，很擔心自己哪裡做不好。」

適應新環境與養成良好習慣剛開始都有一定的困難度，新環境讓你不得不強迫自己去適應，沒做好調適就可能演變成嚴重的適應不良；而培養良好習慣雖然會讓你比較容易知道需要改變，但往往會因為缺乏行動力而失敗。不過，這兩者都能利用一個共通點來降低失敗的機率，那就是「拆解」。當我們面臨適應新環境或養成新習慣的挑戰時，可以將問題拆解成小步驟，逐步實踐，這種方法就能讓我們感覺壓力減輕，更容易達成目標。

例如，前面案例中的雯雯，可以從每天和公婆聊天五分鐘開始培養感情，降低心裡對公婆相處的抗拒感。另外如果一想到做家事就很沒動力，也可以試著每天做一點，或從小區域開始做，不用逼自己一下子把所有事情都做完，比如今天整理客廳，明天清理廚房，這樣每天完成一小部分，慢慢就會覺得輕鬆很多。

把問題或目標拆解成小步驟，然後慢慢完成，是減少壓力和焦慮的有效方法之一。主要來自於當設定的每個小步驟達成後，都能帶來成就感，增強自信心跟動力，就能降低被恐懼或受挫感影響，突破惡性循環，更能往理想的生活邁進。

本章節將會告訴你設定小目標的重要性，並提供制定和達成小目標的方法。透過逐步實現小目標，讓你可以增強自信心和控制感，從而減輕焦慮感。

以下我們先來搶先看一下本章會談到的內容：

★克服盲點，遠離焦慮

★建立新行為神經迴路

★建立小目標的重要性

★九宮格表格目標設定表

遠離焦慮 從「小行動」開始

上一個章節我們提到培養專注力能有效緩解焦慮症，不過許多人也會問：「這些我都知道，但就是很難採取行動」，或是「每一種建議都很好，但我就是做不到呀！」所以我們看到很多人選擇乾脆躺平，然而克服焦慮並不需要大動作，從一些「小行動」開始，我們就能逐步遠離焦慮的陰霾。

在日常生活中，設定和執行小行動不僅可以幫助我們實現目標，還能顯著提升心理健康。接下來，我們將從小行動如何影響心理健康，以及如設定有效的小行動這兩個方面來深入探討這個話題。

一、克服知易行難的盲點，建議積極行動認知

「知易行難」是指人們往往很容易理解或知道某個觀念、原則或技能，但在實踐中卻很難付諸行動或實現。以下是一些生活中常見的例子：

1. 健康生活方式

很多人都知道健康的生活方式包括均衡的飲食、適度的運動和良好的睡眠習慣。但是，實際上，很多人很難堅持這樣的生活方式，可能因為生活壓力大、誘惑多或者缺乏毅力等原因。

2. 學習新技能

學習新技能常常需要付出時間和精力，比如學習一門新語言、習得一種樂器或掌握程式設計技能。雖然很多人知道這些技能對個人發展有益，但實際上投入足夠的時間和精力卻很困難。

3. **時間管理**

很多人知道有效的時間管理對提高生產力和減少壓力是至關重要的。但是，在實際操作中，很多人卻很難克服拖延、分心和不良的時間利用習慣。

4. **金融理財**

理解並知道財務規畫的重要性是相對容易的，但實際上，很多人在實踐中很難做到儲蓄、投資和控制消費。

5. **情緒管理**

了解如何有效地管理情緒、應對壓力和應對挫折是很多人心中的目標，但在實踐中，控制情緒並做出理性的反應卻是一項艱巨的挑戰。

這些例子都展示了在生活中，我們往往知道什麼是正確的或有益的，但要將這些知識付諸實踐卻需要克服種種困難和挑戰。

二、從「知」到「行」的正向循環

「知」到「行」的正向循環是指知識轉化為行動的過程，這是一種自我增強的循環，可以促進個人的成長和發展。以下是該循環的幾個步驟：

1. **知識獲取：**從各種來源（例如書籍、課程、網路等）獲取知識和資訊。這可能包括學習新的技能、理解新的概念或者掌握特定領域的知識。

2. **理解與思考：**將獲得的知識與現有的理解相結合，進行思考和分析。這有助於深化對知識的理解，並將其應用於實際情況。

3. **制定計畫：**基於對知識的理解，制定實際的行動計畫。這可能涉及設定目標、規畫步驟和確定資源。

4. **執行行動：**基於制定的計畫，開始實施行動。這可能包括實踐新學習的技能、應用新的知識解決問題，或者展開新的項目。

5. **經驗與反思：**在實際行動中獲得經驗，並進行反思和評估。這有助於識別成功和失敗之處，並從中學習。

6. **修正與改進：**基於經驗和反思，調整原有計畫，並提出改進的建議。這有助於不斷完善和提升行動的效果。

7. **再次知識獲取：**基於修正和改進，再次尋找新的知識和資訊，以進一步優化行動和提升成效。

這種正向循環可以幫助個人不斷學習、成長和進步，透過將知識轉化為行動，不斷提高自己的能力和達成目標。

三、善用「小行動」輕鬆達成目標

小明是一位年輕的工程師，因為工作壓力大，經常感到焦慮和沮喪。他決定嘗試設定一些小行動來改善自己的狀態。小明每天早上設定一個小目標，比如早起10分鐘進行簡單的伸展運動，或者在午休時間散步15分鐘。這些看似微小的行動，讓他逐漸感受到身心的變化。

一個月後，小明發現自己不再那麼容易感到焦慮，工作效率也有所提升。他的心理狀態變得更加穩定，對生活也有了更多的期待。小明的故事告訴我們，設定小行動能帶來積極的改變，讓我們在不知不覺中逐步改善自己的生活。

透過上述的案例我們可以看到小行動對心理健康的影響，當我們設定並完成小行動時，會產生一種成就感和滿足感，這有助於提升自尊心和自信心。比如，每天寫下三件感恩的事情，可以讓我們更積極地看待生活，減少負面情緒。

其次，小行動能幫助我們建立正向的行為習慣，從而減少壓力和焦慮。例如，規律的運動可以釋放壓力荷爾蒙，使我們的身心更加放鬆。再如，每天抽出時間進行冥想或深呼吸練習，可以幫助我們更好地應對日常壓力。

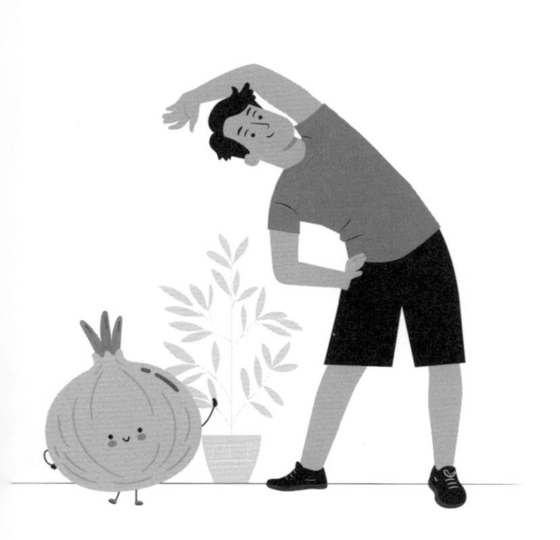

建立新行為神經迴路

「知行合一」是一個古老的哲學概念，強調理論與實踐的結合，也就是說將知識與行動結合在一起。建立新行為神經迴路的科學方法涉及到認知神經科學、心理學、行為學以及其他相關領域。以下是一個基於科學方法的簡單框架，來建立新的行為神經迴路：

✦**目標設定：**
明確地定義你想要建立的新行為。這個目標應該是具體、可衡量的，並且具有挑戰性但可實現。

✦**建立行為模式：**

透過重複練習和實踐來建立新的行為模式。這可以透過行為心理學中的行為塑造理論來實現，即透過正面強化和回饋來促進特定行為的發展。

✦**培養持久性：**

穩定和持久地培養這種新行為。這可能需要時間和努力，並且可能需要對環境和生活方式進行一些調整，以確保新行為能夠持續下去。

✦**強化與回饋：**

透過積極的強化和及時的回饋來增強新行為的發展。這可以是內在的，例如自我認可和自我激勵，也可以是外在的，例如來自他人的認可和支持。

✦**持續學習和調整：**

持續學習和調整你的方法。這可能意味著尋求新的資訊、嘗試不同的策略，或者進行必要的修正，以確保你的目標得以實現。

新行為神經迴路要多久才能建立起來？

建立新行為神經迴路的時間因人而異，且取決於行為的複雜性和個人的堅持程度。根據多項研究，一般認為養成一個新習慣大約需要21天到66天的持續練習。

✦21天理論

一些研究和理論認為，21天是形成新行為的關鍵時間段。這個理論基於大腦的可塑性，強調在這段時間內重複某個行為可以逐漸形成穩定的神經迴路，從而將新行為內化為習慣。

✦66天理論

然而，近期的研究指出，養成一個穩定的習慣可能需要更長的時間，約為66天。這項研究強調，每個人的學習和適應能力不同，簡單的行為可能需要較短時間，而複雜的行為則需要更長的時間來內化。

無論是21天還是66天，建立新行為神經迴路的關鍵在於大腦的可塑性。當我們不斷重複某個行為時，相關的神經元會形成更強的連結，使這個行為逐漸成為自動化的過程。這也是為什麼持續的練習和重複對於建立新行為如此重要，才能成功內化新行為。

為何要建立新行為神經迴路？

建立新行為神經迴路是為了促進個人改變行為、增強學習效果和提升心理健康。以下是幾個主要原因：

✦促進行為改變

新行為神經迴路的建立有助於改變不良習慣和行為模式。例如，透過重複正向行為，我們可以逐漸減少對壞習慣的依賴，並促進新的、健康的行為模式形成。這種改變不僅僅是表面的，而是深入到神經層面，使行為改變更為持久。

✦**增強學習效果**

學習新技能或知識時，大腦會建立新的神經迴路。這些迴路能夠提高我們的記憶力和理解能力，使學習過程更加高效。所謂「活到老、學到老」持續的學習和練習能夠鞏固這些神經迴路，使新知識成為我們大腦中的一部分。

✦**提升心理健康**

新行為神經迴路的建立也有助於改善心理健康。研究表明，積極的行為和思維模式能夠減少焦慮和憂鬱，提升整體的情緒狀態。例如，透過冥想和深呼吸等練習，可以建立新的神經迴路，減輕壓力和焦慮感。

✦**增強大腦可塑性**

建立新行為神經迴路可以增強大腦的可塑性，使我們更容易適應新環境和應對新挑戰。這種可塑性是大腦持續學習和成長的基礎，使我們能夠不斷提升自我，應對生活中的各種挑戰。

總結來說，建立新行為神經迴路是促進個人行為改變、增強學習效果、提升心理健康和增強大腦可塑性的有效方法。透過不斷練習和重複，我們可以在神經層面上實現持久的改變，從而獲得更好的生活品質。

建立小目標的重要性

隨著科技的發展，我們的注意力被手機、電腦和其他電子設備分散，更難集中精力完成手頭的工作或享受片刻的寧靜。根據前面談到的知行合一，我們可以試著開始建立新行為神經迴路，建議就從設定小目標開始！

一、小目標的定義與特徵

小目標是具體、可衡量且容易達成的目標。與大目標相比，小目標更加簡單且具體，能夠讓人輕鬆上手，並逐步累積成就感。小目標的特徵包括清晰明確、容易執行、短期可見的成果。例如，每天步行10分鐘、每週閱讀一章的書等，這些都是典型的小目標。這些目標不需要太多的時間和精力，但卻能夠帶來顯著的改變和進步。

二、小小目標也可以影響心理健康

實現小目標能夠帶來成就感和滿足感。當我們設定並達成一個小目標時，腦內會釋放多巴胺，這是一種讓我們感到快樂和滿足的化學物質。多巴胺的釋放不僅能夠增強我們的幸福感，還能提升注意力與活動力，激勵我們去追求更多的目標。研究顯示，達成小目標所帶來的多巴胺釋放，能夠幫助我們形成積極的行為模式，進而提升整體心理健康。

三、建立小目標的好處

建立小目標有多種好處，這些好處能夠全面提升我們的生活品質。

首先，小目標可以提高自信心。每次達成一個小目標，都會讓我們感到自信和滿足。這種自信心會逐漸積累，讓我們在面對更大挑戰時，也能保持積極的心態。

其次，小目標有助於減少焦慮感。大目標往往讓人感到壓力和焦慮，因為它們看起來遙不可及。而將大目標分解為小步驟，則能夠讓我們更容易著手實行，從而降低壓力和焦慮。

此外，小目標還能幫助我們養成良好的習慣。當一個小目標成為習慣後，我們就能夠自然而然地持續下去，最終達成更大的目標。

四、成功案例

許多成功人士在回顧自己的成長過程時，都會提到小目標的力量。例如，著名企業家埃隆・馬斯克（Elon Musk）在創立SpaceX和特斯拉之前，也曾設定過許多小目標，逐步實現他的宏大夢想。這些小目標不僅讓他能夠保持動力，還幫助他在每一個階段都獲得了成功的經驗和信心。

接下來，我們來看看普通人在日常生活中如何透過小目標改善生活品質。某位上班族李先生曾經因為工作壓力大而感到焦慮不安。他決定每天抽出10分鐘時間進行冥想，這是一個非常簡單的小目標。結果，經過一段時間的堅持，他發現自己的焦慮感大大減少，工作效率也有所提高。不僅如此，他還因此養成了每天冥想的習慣，進一步提升了自己的心理健康。

這些案例表明，小目標不僅僅是短期的行動計畫，還是一種能夠帶來長期變化的策略。透過設定和達成小目標，我們可以逐步改變自己的生活方式，並最終實現更大的目標。

如何善用「執念」輕鬆達成目標

執念是指對某個目標或想法執著不放的心態。它可以是一個強大的動力，推動你不懈地追求成功和成就。然而，過度的執念也可能帶來負面影響，如焦慮、壓力和偏執。因此，善用執念需要平衡和適度。以下是一些方法，可以幫助你善用執念：

✦**確定目標：**

明確界定你的目標，並確保它們是具體、可實現的。將目標分解為小步驟，這樣可以更容易地跟蹤進度並保持動力。

✦**建立計畫：**

制定一個清晰的計畫，包括時間表和所需的資源。這將幫助你組織行動並保持方向。

✦**培養毅力：**

學會克服挑戰和困難，這需要毅力和堅持。先接受失敗並從中學習，而不是被挫折打倒。

✦**保持彈性：**

雖然執念是重要的，但也要懂得在必要時調整和修改計畫。保持開放的心態，接受新的想法和方法。

✦**注重健康：**

保持身心健康是成功的關鍵。定期運動、飲食均衡、充足睡眠和放鬆技巧都能幫助你保持良好的狀態，以應對壓力和挑戰。

✦**找到平衡：**

不要讓執念占據你全部的生活。給自己時間放鬆、休息和享受生活中的其他事物，這將幫助你保持健康的工作與生活平衡。

✦**尋求支持：**

與家人、朋友或專業人士分享你的目標和挑戰。他們可以給予你鼓勵、支持和建議，同時也能為你提供必要的幫助和支持。

✦**定期檢討進展：**

定期檢視你的進展和目標，並根據需要調整計畫。這有助於確保你在正確的軌道上並保持動力。

透過這些方法，你可以更有效地善用執念，實現你的目標，同時保持身心健康和平衡的生活。

九宮格目標設定工具表

九宮格表格，也稱為曼陀羅思考法，是一種有效的目標設定工具。它能幫助你將大目標分解成更小、更可行的子目標，從而更具體地規畫和實現目標。以下是使用九宮格表格來設定目標的具體步驟：

✦確定核心目標：

在九宮格的中央格子中，寫下你想達成的主要目標。這個目標應該是具體且明確的。例如，如果你的核心目標是「提升工作效率」，你就將這個寫在中央。

✦分解成小目標：

接下來，圍繞中央核心目標的八個格子中，填寫達成核心目標所需的八個小目標或步驟。例如，為了提升工作效率，你可能需要設定以下小目標：改進時間管理、學習新技術、減少分心、提高專注力、增加休息時間、整理工作環境、設定每日目標和獎勵自己。

✦再細分小目標：

將每個小目標進一步細分，具體化並填入九宮格的外層。每個小目標的周圍，再次填入八個更小的具體行動步驟。例如，針對「改進時間管理」，你可以填寫：使用日曆應用程式、設置提醒、制定每日計畫、優先處理重要任務、避免拖延、設定工作時段、學習時間管理技巧和定期檢查進度。

✦執行和調整：

開始實施你的行動計畫，並且根據實際情況進行調整。定期檢查自己的進展，看看哪些部分需要改進或調整，以確保你朝著核心目標前進。

✦持續評估：

持續使用九宮格進行評估，根據實際情況不斷調整你的計畫和目標，確保每個小目標都在逐步實現，最終達成核心目標。

九宮格表格的優勢在於它能將一個看似龐大的目標拆解成具體且可操作的小步驟，使目標設定和實現變得更有條理和可行。無論是工作、學習還是生活中的目標，都可以用這種方法來進行規畫和管理。

九宮格目標設定工具表

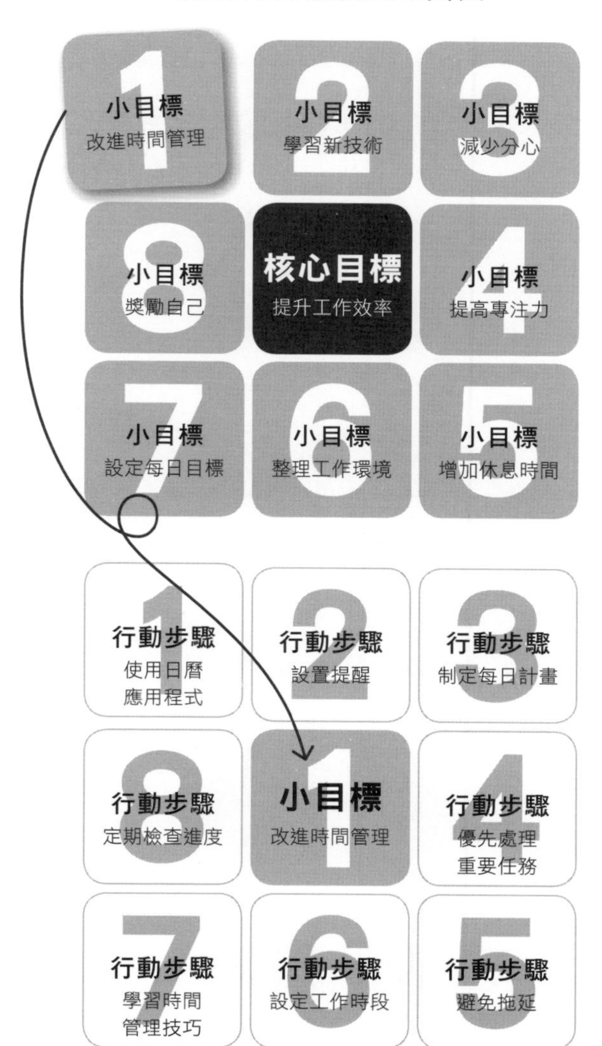

1 小目標 改進時間管理
2 小目標 學習新技術
3 小目標 減少分心
8 小目標 獎勵自己
核心目標 提升工作效率
4 小目標 提高專注力
7 小目標 設定每日目標
6 小目標 整理工作環境
5 小目標 增加休息時間
1 行動步驟 使用日曆應用程式
2 行動步驟 設置提醒
3 行動步驟 制定每日計畫
8 行動步驟 定期檢查進度
1 小目標 改進時間管理
4 行動步驟 優先處理重要任務
7 行動步驟 學習時間管理技巧
6 行動步驟 設定工作時段
5 行動步驟 避免拖延

Chapter 7

日記寫作的神奇效果

將內心化為文字寫下，就放下了

「我的思緒總是停不下來怎麼辦？」

「腦袋總是記著一堆東西，讓我無法思考！」

「我總是身陷在各種情緒裡面，尤其憤怒與不甘心更讓我難以釋懷！」

「人生好像都沒進度，我看不到自己的改變。」

「每天心情都悶悶的，覺得難過又說不出為什麼……」

「好想成功！但壓力一直讓我喘不過氣。」

這是門診當中常常可以聽到患者的主訴，除此之外，我身邊親朋好友也常常會出現這樣的負面訊息。我都會建議他們在思緒無法停下來時，寫日記對於整理情緒和思緒是一個很好的方法。

其實道理很簡單，如果你今天需要購買生活用品，在沒有紀錄的情況下，是不是沿路上會需要一直回想呢？如果一不小心碰到了熟人聊了一下，好像有幾樣清單就忘記了，有時候怎麼回想都記不起來，想不到時又感到氣餒不開心。

這時如果一開始就有用清單記錄下來，腦袋就不需要一直去回想，思緒也會比較平穩，就算中途需要去做其他事情，也不會擔憂、怕忘記，所以建議你應該養成寫日記的習慣，也可以幫助你腦袋適時清空、整理，你會有更多的時間跟空間花在你更重視的地方，也能幫助釐清很多當下的感受，甚至能從日記裡觀察到自己的改變。

在這一部分中，將探討日記寫作對於情緒管理和心理健康的益處。透過寫作可以更好地理解自己的情緒和想法，從而減輕焦慮感並提高心理健康水準。

以下我們先來搶先看一下本章會談到的內容：

★日記寫作對於情緒管理和心理健康的益處

★寫日記的方法與技巧

★日記表格使用方式

日記寫作對情緒管理的神奇效果

一、**克服焦慮，找回幸福感！**

解決焦慮症問題的最大目標，就是找回幸福感！而幸福的五大元素包括「正向情緒」、「全心投入」、「正向的人際關係」、「找到自己的價值感與歸屬感」，以及看見自己追求卓越的生命而有所「成就」。而屬於最能吾日三省吾身的「正向情緒」，透過每一天中的生活點滴學會正向詮釋，也就是正向思考、常保幸福感。培養「詮釋」方式，就是練習自己每晚睡前寫下一到三件快樂的事與感恩的事。當誠懇的在日記闡述三件感恩或者快樂的事，在日積月累之後，展望之後的每一天，都可以充滿信心與決心，培養出值得養成的好習慣。

二、寫日記也可以預防大腦老化

日本失智照護專科醫師今井幸充就表示：「想要預防大腦功能衰退，最有效的方法就是多多動腦。最好每天都能有意識地使用和事件記憶相關的大腦領域，例如書寫日記，也就是刻意隔一段時間再回想、記錄當天所做的事情。內容可以先掌握人、事、時、地、物五大具體要素，包含在什麼時候、在哪裡、和誰、做了什麼事情，之後再寫下當下的心情和感覺。而且最好用手寫，因為寫字的時候，必須思考每一個字怎麼寫，對大腦也是很好的刺激」。

寫日記是讓身心健康的方法之一，也同時具有「整理思緒」的功能。當人如果處於負面情緒之中，同時有好幾件不開心的事，可以透過心情日記來整理思序，寫下這些令人不開心的事及其原因。寫下來也許無法讓心情變好，但至少比單純不開心好一些。

三、改善負面情緒，寫日記找回快樂心情

一般人在思考時，是用到大腦的前額葉。而前額葉大腦，又稱為「理性大腦（相對此，大腦的邊緣系統，則是主導情緒，所以又稱為『情緒大腦』）」，所以在邊寫日記、邊思考時，就能把理性思考的前額葉大腦主導權給「拉回來」，而不讓大腦受到負面情緒的影響。

門診曾經有位患者，在她父親過世後強迫自己每天寫日記好多年，讓她自己避免落入負面且罪惡感極深的憂鬱情緒中。深究箇中緣由即在於，寫日記首先會讓自己有「活在當下」的感覺，而將心情寫下來，可以讓自己的思想更加「理性」。其次，藉由紙與筆的記錄，就算一、兩句話也好，因為，藉由筆在紙上寫字的觸覺，不僅具有一定的「溫度」，也更適合大腦的思考。

因此，我常常建議來看診的患者，可以訓練自己每天在睡前「寫日記」。在這每天的功課裡，主要是記錄一至三項今天讓自己快樂的事。記錄的內容包括「快樂的事」，以及「分析這件事讓自己快樂的原因」。在睡前寫快樂日記的好處在於：分析快樂的事，會讓大腦分泌更多血清素，而血清素既有助於睡眠，又能改善負面的情緒，轉為快樂及正面。

在寫日記一段時間（例如三至六個月）之後，建議最好能撥點時間「定期回顧」之前寫的日記內容。這個時候，多數人才會發覺「之前的自己，居然如此地負面思想」！

寫日記的方法與技巧

日記的記錄也有分等級的：剛開始時不知道要寫什麼，那就先寫「心情日記」，記錄一下自己今天的心情如何，也可以用正10到負10來評量，也寫下會影響心情的一至三件事，並且試著去體會，這件事情為何會給你帶來不同的正面或者是負面情緒。

這樣的訓練，很容易讓你體會到心情的好壞，常常是在「一念之間」：就如同我們生活上常常會碰到「手握半杯水」的狀態，如果是用正向心理學的角度去看，你就可以比較釋懷地對自己說：我不錯，我還有半杯水；相反地，如果你是容易產生自動式負面思考（Autonomic Negative Thought，簡稱ANT【螞蟻】）的人，你就會產生「完蛋了，我一定不夠喝，我會渴死」的災難式思考；如果又加上「愛比較與計較」，更容易怨天尤人，看著隔壁會生氣的想

「為何他水杯是八分滿」，更不爽的是抬頭看電視或者是滑手機，羨慕又忌妒「為何他那麼好命，想要多少就有多少」！

如此負面的思考模式，一方面會容易產生破壞性極強的壓力賀爾蒙可體松（Cortisol），二方面也會干擾有益身心健康的許多神經傳導物質的分泌運作，例如可以減緩憂鬱、焦慮、衝動、憤怒、強迫行為與思考、又有助於睡眠的血清素（Serotonin），可以提升注意力與活動力的多巴胺（Dopamine），可以加強應變能力的正腎上腺素（Norepinephrine），以及讓人會淡定愉悅的腦內啡（Endorphin）。這樣是真的很傷腦筋與傷害身體健康的。

一、心情日記延伸

「心情日記」基礎打好了，便可以提升寫「感恩日記」、「快樂日記」、「成就日記」。研究「快樂」多年的加州大學心理學教授Sonja Lyubomirsky在新書

《這一生的幸福計畫》中提到了很多「量身訂做」的快樂方法，她發現有個特別適合在鬱悶的週日晚上嘗試，就是「感謝身邊的人」（Gratitude）。

生命中有很多大大小小的好事，回想上個禮拜，你最感謝的是什麼人？有沒有讓你感謝的事情呢？試著寫下五件你感謝的事情（打字也可以），如果你實在不知道如何下筆，可以這樣開頭：

這星期我很感謝＿＿＿＿＿＿＿＿

這週我最感謝的事情是＿＿＿＿＿＿＿＿

感恩是種讓我們把「焦點放在他人」（other-oriented）的練習。大量的研究發現，持續練習感恩六週的人比起控制組（沒有做任何練習，或是只寫一些日常瑣事）變得快樂許多，而且Lyubomirsky和她同事的研究更發現，每日晚上寫一次感恩日記的人，比那些每週寫三次的人（週二、週四、週日都寫）更快樂。為什麼感恩可以帶來快樂呢？因為它協助你想到人生正面美好的部分，並且與他人建立連結。而「連結」（connection），正是我們在這世界上的意義與目的。

開始寫感恩日記時，簡單就好。一開始，只寫幾個要點，寫下當天發生讓你心懷感激的事。用心一下，便可以找到一件、或許三件讓你感謝的事。專家說，要獲得最深刻的體驗，請專注於具體事物，是你在那一刻所感激的——不是「我的孩子」，而是更具體的，例如「我兒子的笑聲」。

二、手寫跟打字的日記有差嗎？

如果你完全沒有寫日記的習慣，一切都是從零開始的話，為了養成習慣，當然可以從最方便的手機日記開始著手，但手寫的威力比打字還要大上好幾倍唷！

如果情況允許的話還是建議使用手寫的方式來執行感恩日記。根據研究調查，手寫的時候所運用到的手部神經，比打字刺激到的手部神經還要多出許多，因此不論是讀書時要記憶書本內容，或者是寫感恩日記，用手寫下來可以刺激我們將所寫的內容傳達到腦部，所以如果可以的話，還是希望可以用手寫的方式進行。

不過最一開始的時候著重的是習慣的養成，所以只要你有心開始，不論是手寫或打字都是跨出很棒的一步唷！

日記表格使用方式

日期	感恩事項	快樂時刻	成就描述	我的感受
例：2024/4/16	朋友的關心和支持	和家人一起看了一場電影	完成了一個重要的工作報告	感覺非常幸福，今日讓我感到充實和滿足。

一、使用指南

✦**感恩事項：**每天記錄一至三件你感到感激的事情，可以是人、事件、物品，或任何讓你感覺到感激的事物。

✦**快樂時刻：**寫下當天至少一件讓你感到快樂或滿足的經歷或時刻。

✦**成就描述：**記錄你當天達成的一個或多個成就，不管是大是小。

✦**表達感受：**在最後一欄中寫下當天記錄感恩事項後的感受，這有助於你更深刻地體會感恩的情感。

每天花幾分鐘時間寫感恩日記，養成習慣後，你會發現自己的心態逐漸變得更加積極和感恩。

二、未來可以更進階使用每日日記表格

✦添加更多欄位

感恩事項來源：記錄感恩事項來自於哪個生活領域，例如工作、家庭、朋友、自然等。

具體行動：記錄你為了達成或維持感恩事項所做的具體行動，這有助於你看到自己的努力和付出。

✦定期回顧和分析

每週回顧：每週花時間回顧過去一週的感恩日記，總結並反思有哪些共同點和變化。

每月分析：每月對所有感恩事項進行分析，找出重複出現的感恩來源，並思考如何在未來增強這些感恩的來源。

✦設置具體目標

感恩目標：設定每週或每月的感恩目標，例如每週至少感恩一次來自工作領域的事情。

提升感恩品質：設定提升感恩事項品質的目標，例如每件感恩事項的描述至少寫100字，並包括具體細節和感受。

✦擴展表格範疇

感恩日記與目標設置：在日記表格中添加一欄記錄每天的小目標，並與感恩事項聯繫起來，增強目標達成的動力。

感恩日記與心理健康評估：在日記表格中添加心理健康評估欄位，每天記錄自己的情緒和心理狀態，長期觀察感恩對心理健康的影響。

✦ **分享和交流**

與他人分享：定期與家人、朋友或同事分享你的感恩日記，增進彼此的理解和支持。

參加感恩日記社群：加入或創建感恩日記寫作的社群，與他人交流感恩經驗和心得，從中獲得更多靈感和鼓勵。

✦ **持續學習和改進**

閱讀相關書籍和研究：學習更多關於感恩和心理健康的知識，不斷改進自己的感恩日記寫作方法。

參加工作坊和課程：參加專業的感恩日記寫作工作坊或課程，提升自己的寫作技巧和心理健康管理能力。

Chapter 8

學習放鬆技巧

深呼吸就能放輕鬆？

常常會有一些老人家來看診，有一次徐大姊很可愛地問我說：**「楊醫師，我看網路上都說，壓力太大時深呼吸可以紓緩壓力，我就一直深呼吸，但我每次深呼吸都會頭暈不舒服，我是不是身體有其它毛病？」**

我就請徐大姊示範給我看她怎麼深呼吸，結果徐大姊很用力又快速的大力吸氣，吸到不能再吸的時後，氣又憋不住，只好快速吐氣又快速吸氣，看到此情況我趕快制止徐大姐繼續深呼吸，其實這樣的呼吸方法已經不是深呼吸了，而是過度換氣！

過度換氣會導致缺氧頭暈，所謂的深呼吸並不是要你吸飽足夠的空氣，是要你調節呼吸的速率，不是只注重在吸氣，吐氣一樣要在平穩的速率之下進行，初期可以試著慢慢吸四秒，然後慢慢吐六秒，如果這樣的速率沒有問題後，也可以試試看4-4-4-4箱式呼吸法（Box Breathing），慢慢深吸四秒，再屏住呼吸四秒，接著吐氣四秒後，最後屏住呼吸四秒，這樣重複三個循環，也能有助於紓緩壓力。

所以正確的呼吸是很重要的，另外紓壓方式的選擇也是需要好好研究，在診間看過太多人用不恰當的方式讓自己放鬆或紓壓，就有患者因深信睡前一小杯紅酒，既能助眠又能促進身體代謝，勸不動他，結果半年後失眠更嚴重，加上酒會利尿，半夜起床上完廁所後又睡不著，睡眠品質反而愈來愈糟，酒量更是愈喝愈多，最後發現不太對勁決心戒酒，生活作息才又漸漸回穩。

本章將介紹各種放鬆技巧，包括深呼吸、漸進性肌肉放鬆、冥想等方法。透過學習這些放鬆技巧，可以在面對焦慮和壓力時找到釋放和舒緩的方式。

以下我們先來搶先看一下本章會談到的內容：

★做錯紓壓方法更傷身

★不同的放鬆方式與技巧（腹式呼吸法、心律呼吸法、漸進式肌肉放鬆法、丹田呼吸法等）

做錯紓壓方法更傷身

紓壓是現代生活中不可或缺的一部分，因為壓力和焦慮已經成為許多人日常生活中的一部分。壓力的來源多種多樣，可能來自工作、家庭、人際關係等各方面。正確的紓壓方式能有效減輕壓力，改善生活品質。然而，許多人選擇了不正確或錯誤的紓壓方式，如暴飲暴食、喝酒、熬夜追劇、抽菸，甚至酒精或者是不當的藥物濫用依賴等，這些方法不僅無法真正解決壓力問題，反而會對身體和心理健康帶來嚴重的傷害。

一、暴飲暴食

這是一種常見的錯誤紓壓方式。許多人在壓力下會轉向食物尋求安慰，尤其是高熱量、高糖分的食物。然而，這種方式會導致體重增加，增加肥胖的風險。

肥胖本身就會帶來一系列健康問題，如糖尿病、高血壓、心血管疾病等。暴飲暴食還會導致消化系統問題，如胃酸逆流、胃潰瘍等。此外，過度飲食會影響正常的飲食習慣，進一步加劇身體的不適和心理上的壓力。

二、喝酒

許多人認為適量飲酒可以放鬆心情。然而，酒精實際上是一種中樞神經系統抑制劑，雖然短時間內可能讓人感到放鬆，但長期依賴酒精紓壓會導致多種健康問題。過量飲酒會損害肝臟，導致肝硬化和肝癌的風險增加。酒精還會影響心血管系統，增加高血壓、心臟病和中風的風險。長期酗酒會引起心理問題，如焦慮、憂鬱，並可能導致酒精依賴，形成惡性循環，產生失憶、失智、精神異常。

三、熬夜追劇

熬夜追劇也是一種普遍存在的紓壓方式，尤其在年輕人中非常流行。然而，熬夜對身體的危害是多方面的。首先，熬夜會擾亂人體的生物時鐘，導致睡眠品質下降，進而影響日常生活和工作效率。長期熬夜會削弱免疫系統，使身體更容易感染疾病。研究顯示，熬夜會增加肥胖、糖尿病和心血管疾病的風險，因為生物時鐘紊亂會影響新陳代謝和荷爾蒙分泌。心理上，熬夜會加劇焦慮和抑鬱症狀，因為缺乏充足的睡眠會使人情緒不穩，注意力和記憶力也會受到影響。

四、抽菸

菸草中的尼古丁會讓人感到放鬆，但這種效果是短暫且具欺騙性的。長期抽菸會嚴重損害呼吸系統，導致慢性阻塞性肺病、肺癌等致命疾病。此外，抽菸還會影響心血管系統，增加心臟病、中風的風險。尼古丁依賴更會導致焦慮和憂鬱情緒加劇，形成心理上的惡性循環。

五、藥物濫用

這更是一種極端的錯誤紓壓方式。許多人在壓力和焦慮下可能會依賴處方藥或非法藥物來尋求短暫的解脫。然而，這些藥物通常具有強烈的依賴性和成癮性，長期濫用會導致嚴重的生理和心理問題。藥物濫用會損害大腦功能，導致認知障礙、記憶力下降和情緒不穩。身體方面，濫用藥物會導致器官損傷、免疫力下降，甚至可能致命。心理方面，濫用藥物會加重焦慮和憂鬱，並可能導致精神異常的發生。

正確的紓壓方式應該是積極、健康和可持續的，除了前面章節有介紹到的四能健康生活方式外，建議也可以透過呼吸法或靜坐冥想來幫助放鬆心情、提高注意力和減少焦慮，只有透過積極、健康的方式紓壓，我們才能真正改善心理和生理健康，提升生活品質。

簡單實用的紓壓技巧

一、腹式呼吸法

呼吸能靠意識控制，利用呼吸的頻率及速度刺激胸壁跟脖子的迷走神經，讓心跳緩和下來，血壓自然也會降下來。

腹式呼吸是最常聽到，也是比較容易做的放鬆法，藉由細、慢、勻、長的呼吸吐納，達到定心、放鬆的效果。簡單的作法是想像丹田就像一顆汽球，吸氣時腹部凸起（腰際要同時用力，好像在幫氣球充氣），吐氣時腹部自然凹下（將氣球放氣），鼻子吸氣，嘴巴吐氣，放鬆做，慢慢做，早上中午晚上睡前各20次，每天至少80次，以自己最舒服的速度來調節呼吸。

二、心律呼吸法

這是一種藉由數脈搏轉移注意力的放鬆法。

步驟如下：

(1)一手輕按另一手腕部，感覺自己的脈搏跳動。
(2)心裡默數脈搏次數，讓自己熟悉脈搏的韻律。
(3)配合脈搏，每6下為一連續呼氣的循環。
(4)配合脈搏，每6下為一連續吸氣的循環。
(5)持續3分鐘。

三、漸進式肌肉放鬆法

肌肉放鬆法能助你安定情緒及舒緩緊繃的身體。

步驟如下：

(1)找一個舒服的椅子坐下，用8分力氣將雙手拳頭緊握，心中默數10秒鐘。然後突然放開雙拳。接著用9分力氣將雙手拳頭緊握，心中默數10秒鐘。然後突然放開雙拳。

(2)用10分力氣將雙手拳頭緊握，心中默數10秒鐘。然後突然放開雙拳。接下來換肩膀，用8分力氣將肩膀往上提，心中默數10秒鐘，然後突然將肩膀完全放下。

(3)用9分力氣將肩膀往上提，心中默數10秒鐘。然後突然將肩膀完全放下。

(4)用10分力氣將肩膀往上提，心中默數10秒鐘。然後突然將肩膀完全放下。

重複上述步驟，應用在身體其他肌肉，如腳趾頭、小腿、大腿等。

四、黃金6秒法則

這個方法可以讓你快速找回情緒的主控權。

步驟如下：

(1)心裡跟自己約定：先不要發火。
(2)暫時先把自己的視線從對方臉上移開。
(3)心思專注在回想6種「礦泉水」的品牌。
(4)等到成功回想6種「礦泉水」的品牌後，再開口說話。
(5)如果「礦泉水」已經變得太熟悉，可更改為6種「泰國菜」、6種「運動鞋品牌」或是6種「狗的品種」。

五、丹田呼吸法

丹田呼吸是一種傳統的中國氣功練習方法，重點在於透過呼吸調整身體內部的能量流動，以促進身體和心靈的健康。

丹田通常指的是人體下腹部的區域，這是氣功和中醫理論中認為是身體能量的主要儲存和調節中心之一。透過丹田呼吸，可以試圖將注意力和呼吸帶入這個區域，並且透過深而慢的呼吸來調整身體內部的能量流動，從而增強身體的健康和內在平衡。

這種呼吸練習不僅有助於調節身體的生理功能，還可以幫助提升注意力、減輕壓力、增強內心平靜，以及培養身心的和諧。在實踐中，丹田呼吸往往結合了身體姿勢、動作和意念集中，是一種綜合性的身心健康練習方法。

六、專注冥想呼吸法

專注冥想（Mindful Breathing）技巧是一種注重當下的意識狀態，可以幫助一個人保持專心和意識到當下的體驗：

1. **呼吸練習：**將注意力集中在呼吸上，深呼吸並專注地感受每一次呼吸的過程。當你的思緒漫遊時，溫柔地將注意力帶回到呼吸上。

2. **身體掃描：**從頭到腳逐漸掃描身體的感覺，注意任何的緊張、舒適或不適感。不加評判地觀察這些感受。

3. **感官覺知：**用所有感官來體驗當前的環境。注意周圍的聲音、氣味、觸感和視覺。這有助於將你的注意力帶回當下。

4. **情緒覺知：**觀察內心的情緒和情感，不加評判地認識它們的存在。嘗試用「我現在感受到……」來描述你的情緒。

5. **專注於日常活動：**將注意力集中在你正在做的事情上，無論是洗碗、散步還是喝茶。盡量將全部的注意力投入到這些活動中。

6. **接納和放下：**接納當前的經驗，不論是愉悅的還是不愉悅的。同時，學會放下對過去和未來的擔憂，將焦慮的思緒停留在當下。

7. **定期練習：**將專念冥想呼吸作為一種日常習慣，每天定期練習，逐漸培養專注和覺知的能力。

這些技巧可以幫助你培養對當下的清晰和敏銳的覺知，從而更好地理解和管理自己的情緒、思緒和行為。

進行專注冥想呼吸時，有一些重要的注意事項可以幫助你獲得最佳的效果。以下是一些建議：

1. **專注呼吸**

呼吸是專注冥想呼吸練習中常用的焦點。當你感覺到心神漂移或分心時，請將注意力轉移到呼吸上，感受每一次呼吸的進出。

2. **持續練習**

專注冥想呼吸是一種技能，需要持續的練習和培養。不要期望立即獲得大幅度的效果，耐心地持續練習。

3. **無批判地觀察**

觀察自己的內在世界，包括情緒、感覺和思想，但不要對它們進行批判或評價。接受它們的存在，就像觀察雲朵一樣，不帶有任何評價。

4. **與環境互動**

專注冥想呼吸不僅僅是關注內在，也包括對外在環境的觀察和感知。留意身邊的聲音、氣味、觸感等，以及周圍的人和物。

5. **持之以恆**

持之以恆是專注冥想呼吸練習的關鍵。每天花一些時間進行專注冥想呼吸練習，即使只有幾分鐘也可以。長期堅持將帶來更多的益處。

6. **尋求指導**

如果你是新手，可以尋求專注冥想呼吸指導員的幫助或參加專注冥想呼吸的課程。他們可以提供指導和支持，幫助你建立起一個有效的練習。

7. **隨時回歸**

當你注意到自己分心或心神漂移時，不要感到挫敗。這是一個完全正常的現象。只需輕輕地將注意力帶回當前的經驗中，重新集中注意力。

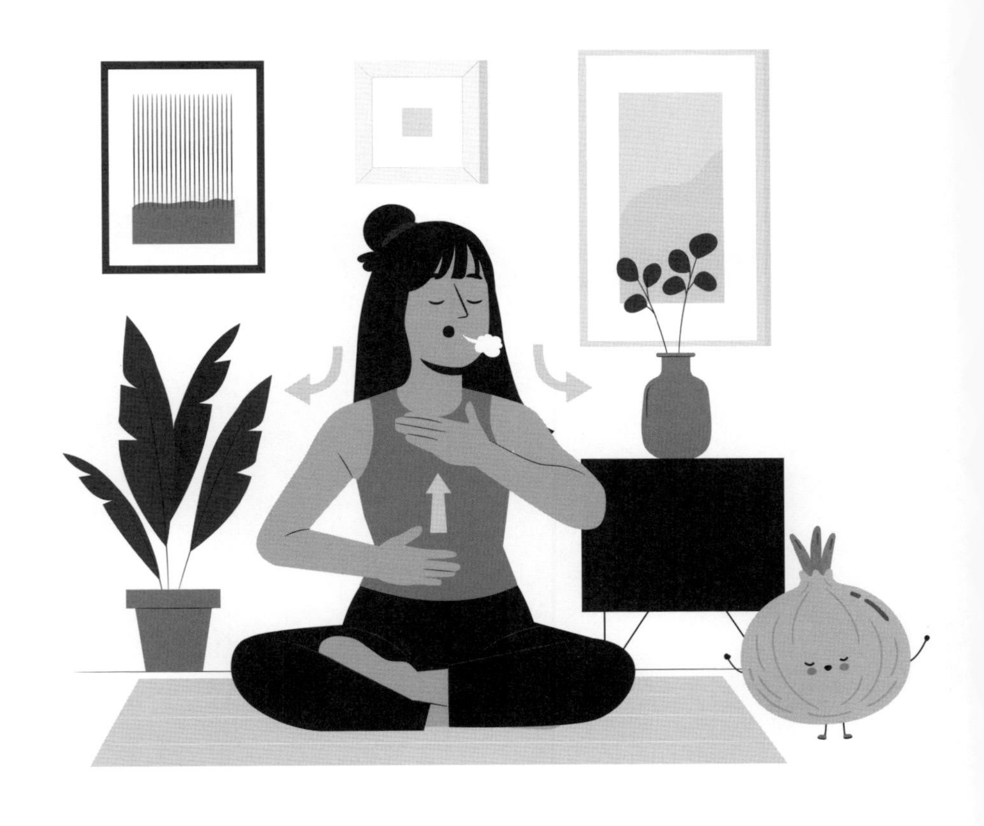

Chapter 8

193 學習放鬆技巧

Chapter 9

尋求專業協助

你的情緒標準，並不適用於每個人

很多人有這樣的疑問：「看精神科醫生就是承認自己是神經病！」

「如果別人知道我掛身心科、精神科就會覺得我很可怕，所以我根本就不想尋求醫療協助，而且我也不覺得自己有病，家人老是想要帶我去看醫生，是不是認為我就是有神經病！我覺得是人格上的污辱！」

有這些觀念的誕生，很有可能是因為許多新聞上的負面報導，再加上亞洲教育與文化相對保守，對於精神疾病的衛教認知不足產生的認知偏差。

就像前面描述的，往往會發生在A型人格（完美主義）的人身上，這類的人通常無法察覺自身的狀態，或是不願承認自己不完美的地方而錯失治療時機。在國外定期去心理諮商或諮詢精神科醫師都是很常見行為，畢竟維持心理及精神健康才能擁有更好的人生，所以可以用幫助自己保持良好身心健康的角度去看待，就跟我們需要定期做全身健康檢查，或感冒就去看家醫科或耳鼻喉科醫生一樣的道理。

現在診間還是常有未成年孩子需要尋求專業幫助時，但父母卻自認孩子只是因為青春期、叛逆期，或是沒吃過苦才自認自己有病要找精神科醫師，結果很多時候就因為這樣而延誤黃金治療時期。

像有些人覺得成績考不好沒什麼大不了，而有些人卻會因此消沉一陣子，這是因為每個人對於情緒跟事件能消化的狀態不同，不能一味地覺得「我都可以接受了，他怎麼不能接受？」就像孩子已經提出他心理上的壓力了，不能因為我們是大人，就認為這種事情沒什麼大不了，往往許多心理上的焦慮、壓力、憂鬱就是這樣愈累積愈嚴重，尤其孩子還沒有完整的判斷能力，更應該給孩子正確治療或抒發管道。

這一部分將討論在需要時尋求專業心理治療的重要性，並提供尋找合適治療師的建議和指導。透過尋求專業協助，可以獲得專業的支持和幫助，有效地管理和克服焦慮問題。

以下我們先來搶先看一下本章會談到的內容：

✶為何需要尋求專業醫療協助？

✶我要看心理師還是精神科醫師？

✶楊聰才診所專業醫療團隊介紹

為何需要尋求專業醫療協助？

前面幾章我們介紹了焦慮的本質、焦慮症的原因、哪些人容易罹患焦慮症外，也提供了如何透過自我察覺及一些有效的紓壓技巧，如果這些方法都還無法解決焦慮或焦慮症問題，就建議尋求專業的醫療協助。

為什麼需要尋求專業醫療協助？因為他們擁有豐富的知識和經驗，能夠提供科學的診斷和有效的治療方案，甚至可以提供個別化的治療計畫。及時尋求專業協助可以預防問題惡化，及早干預，效果會更好，可以避免情況惡化到需要更複雜和長期的治療。

我要看心理師還是精神科醫師？

許多人對目前台灣的精神科醫師、臨床心理師及諮商心理師感到困惑，到底他們之間有什麼差異，什麼時候該看心理師？是有病才要看精神科醫師嗎？以下就簡單來說明這些專業人士的差別：

一、精神科（身心科）醫師

精神科醫生是經過專業醫學訓練的醫生，專門治療精神健康問題。他們可以診斷和治療精神疾病，並能開立藥物。職責是診斷精神疾病，提供藥物治療，進行精神病理學評估，管理急性和慢性精神健康問題，以及進行不同形式的心理治療（例如認知行為治療）。由於許多人對「精神科」存有誤解，認為有精神疾病的人，才需要看精神科，因此不少精神科都改稱「身心科」

二、臨床心理師

臨床心理師具有心理學專業背景，經過專業訓練，能夠進行心理障礙和精神疾病的評估和治療，但不能開立藥物。職責是進行心理評估和測試，提供個人和團體心理治療，幫助個體應對情緒和行為問題。常見的治療項目包括認知行為治療（CBT）、心理動力治療、人本主義療法、正念療法等。

三、諮商心理師

心理諮商師比較專注於提供支持性和發展性的諮商服務，幫助個體解決生活中的困擾和壓力。他們提供個人、家庭和婚姻諮商，協助解決日常生活中的情緒和人際問題，促進個人成長和發展。常見的諮商項目包括情感支持、問題解決訓練、壓力管理技巧、專注冥想訓練等。

專業醫療團隊介紹

我是從2010年開始，帶著團隊在新店設立了「楊聰才診所暨心理衛生中心」。說句開玩笑的話，自己開店做生意，自己當家作主，少了很多要伺候的公婆，確實是感覺舒坦很多。不過勝敗要自負盈虧，也沒有醫院當自己的靠山，所有的事情自己便要概括承受！

精神醫療的業務是需要團隊合作的，包括醫師、護理師、心理師、職能治療師、藥師、社工師。我是以這樣的理念，大家分工合作，各司其職；我也認為三個臭皮匠勝過一個諸葛亮，眾志成城，大家有共同的目標，互相尊重各自的專業，是可以產生一加上一大於二的效果；所以我團隊的向心力很強，夥伴離職流動率是低的！更重要的是：我們認為「人」才是最重要的資產，希望大家在進行醫療業務時，也能精益求精，保持學習的態度，讓自己變成很重要的角色！

一、用實證醫學服務患者

有人批評精神科醫療不夠專業，病史問一問，加上個問卷填答，便要下診斷、開立藥物，很不科學！例如疑似注意力缺損過動症的孩童到某些兒童青少年精神科就診，就是資訊問一問，量表填一填，醫師便告訴陪伴的家長親友：這就是注意力缺損過動症，符合問卷填寫多少項，所以要服用藥物。有些個案或者是家屬便會質疑：我如果心情好、少填幾項，就不會被確診了嗎？這樣下診斷的信度與效度都會讓人產生困惑與擔心！

所以我們診所十分強調「精準精神醫學」的理念，用下列的優勢與特點運作，結果獲得大家肯定，還被醫療人員與民眾共同投票，被選為百大良醫之一！

二、我們的醫療團隊特色

1. 執行科學客觀性檢測

(1)例如安排抽血，檢測男性賀爾蒙、鎂離子在身體的濃度。

(2)針對自律神經，我們的心理專業老師也會使用科學工具「自律神經功能測量儀」，了解是否壓力指數太高、抗壓指數至否偏低、心臟彈性是否老化、屬於何種失調、失調到什麼程度，多少比例屬於生理因素，多少比例屬於心理因素？

(3)腦力功能檢測：運用連續性腦力功能檢測【CONTINUOUS PERFORMANCE TEST，（簡稱CPT）】，針對短期與長期注意力、記憶力，衝動控制狀態進行檢測，是可以協助評估注意力缺損過動症、腦霧、疑似失智的科學工具。

(4)壓力腦波評估【STRESS EEG ASSESSMENT，（簡稱SEA）】是目前在幾個醫學中心使用，透過用八個通道檢測腦波活動狀況，客觀地檢測是否有重鬱症、情緒障礙或是無病呻吟的，有良好的信度與效度。

2. **進行生理、心理、環境、靈性兼顧的治療模式**

(1)我們的初診不同於其他診所、甚至醫院，有提供資深護理師協助資料病史蒐集，也給予護理衛教。

(2)精神疾病與障礙藥物治療與預防，都會全方面考慮涉及到生理、心理、環境家庭、靈性四個面向。

(3)生理部分：除了藥物治療外，也提供許多非藥物的輔助治療方式：

①我們不希望患者長期依賴藥物，所以也提供保健食品輔助治療效果，例如GABA、VISION、MINDNMIND、PS128、PS23、EPA800+DHA等）。

②可協助調整時差、提升睡眠品質、改善負面情緒的光療燈。

③刺激療法【經顱微電流刺激療法Cranial Electrotherapy Stimulation，（簡稱CES）】可以減輕焦慮、憂鬱狀況。

④我們也引進改善睡眠品質的Luminette 3 光照醫療眼鏡，還有舒緩情緒效果的晚安熊。

(4)心理部分：有專業的臨床心理師協助進行心理治療，也有專業心理相關研究所背景的老師進行測驗與安排上課指導。

(5)環境家庭部分：很多個案的問題，「肇因於家庭、惡化於學校，顯現於社會」，視狀況需要，會安排家庭協談。也十分鼓勵家屬親友可以參與治療處理：因為一週有168小時，社區專業醫療人員介入最長時間約1小時，其他167小時都需要家屬親友擔任最佳助教，所以家屬的陪伴與一同參與治療也是十分重要的！

(6)靈性部分：宗教性與非宗教性的心靈支持，包括正念冥想，對於精神障礙的改善都是很重要的。

三、楊聰才診所

一直以來都提倡「主觀」加「客觀」來做身心評估，提供全面而精確的診斷與治療。

1. 楊聰才診所服務項目

- 睡眠障礙
- 自律神經失調
- 焦慮
- 憂鬱
- 躁鬱
- 青少年及孩童問題
- 協助鑑定輔助及監護宣告
- 更年期障礙
- 衝動
- 記憶力評估
- 行為成癮、酒癮、網癮
- 性別認同及性功能
- 強迫想法、做法
- 思覺功能障礙
- 婚姻或家庭問題

2. **楊聰才診所聯繫方式**

電話：02-2918-1299

地址：231新北市新店區中興路2段239號2樓

✦ **楊聰才診所粉絲專頁**

對相關身心科／精神科相關資訊還是不太懂嗎？

(1) **內容介紹**

楊聰才診所的粉絲專頁結合了最新的時事和簡單易懂的衛教圖文，幫助更好地理解各種心理健康問題。這些內容不僅豐富且具教育性，還能夠幫助快速掌握相關知識，提升自己的心理健康意識。

(2) **互動功能**

如果有任何相關問題，可以直接私訊粉絲專頁，專業的醫療團隊會提供詳細的解答。這不僅能幫助關心自身的身心狀況，還能更好地照顧身邊的親朋好友。

楊聰才診所
官網

楊聰才診所
粉絲專頁

✦ 蔥爆講堂—楊聰財博士 YouTube

「蔥爆講堂」是由楊聰財博士創辦的YouTube頻道，從社會觀察家與精神科專業角度，持續關注社會大小事。在這裡，你會了解更多關於憂鬱症、焦慮症等心理精神健康問題的深入分析和治療建議外，還有來自不同領域的專業嘉賓，帶你探索各種有趣且實用的話題。

(1) **多元嘉賓：**蔥爆講堂頻道邀請了來自不同領域的專業嘉賓，帶來豐富多元的知識分享，像是家庭教育、老人營養學、理財規畫等等。

(2) **社會觀察：**從精神科醫師與社會觀察家的視角，深入剖析社會現象，帶你看見不一樣的世界。

透過「蔥爆講堂」，楊聰財博士希望幫助更多人了解和關心自己的心理健康，以及了解更多社會資訊，並提供實用的生活知識，提升生活品質。快來訂閱蔥爆講堂頻道，跟隨楊博士一起探索無限可能吧！

楊聰財博士
YouTube

國家圖書館出版品預行編目 (CIP) 資料

解放焦慮從心生活/楊聰財作. -- 第一版. --
新北市 : 商鼎數位出版有限公司, 2024.11
面； 公分
ISBN 978-986-144-292-1(平裝)

1.CST: 焦慮症

415.992 113013919

解放焦慮 從心生活

作　　者　楊聰財

發 行 人　王秋鴻
出 版 者　商鼎數位出版有限公司
地址：235 新北市中和區中山路三段136巷10弄17號
電話：(02)2228-9070　傳真：(02)2228-9076
客服信箱：scbkservice@gmail.com

編 輯 經 理　甯開遠
執 行 編 輯　陳資穎
獨立出版總監　黃麗珍
美 術 設 計　黃鈺珊
編 排 設 計　林佳瑩

商鼎官網

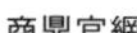

來出書吧！

2024年11月25日出版　第一版／第一刷